Kohlhammer

Falk G. Bechara, Johannes Schmidt,
Klaus Hoffmann, Peter Altmeyer

Krankhaftes Schwitzen

Ein Ratgeber für Betroffene und Angehörige

Verlag W. Kohlhammer

Wichtiger Hinweis: Der Leser darf darauf vertrauen, dass Autor und Verlag mit großer Sorgfalt gearbeitet und den medizinischen Wissensstand bis zur Fertigstellung dieses Buches berücksichtigt haben. Bei Angaben von Mengen muss jeder Leser sorgfältig prüfen oder prüfen lassen, dass die gegebenen Hinweise nicht von den tatsächlichen Empfehlungen abweichen. Es wird deshalb empfohlen, von jeglicher Selbstbehandlung Abstand zu nehmen und immer den Behandler des Vertrauens zu Rate zu ziehen. Jede Dosierung oder Anwendung erfolgt auf eigene Gefahr des Benutzers.

Dieses Werk einschließlich aller seiner Teile ist urheberrechtlich geschützt. Jede Verwendung außerhalb der engen Grenzen des Urheberrechts ist ohne Zustimmung des Verlags unzulässig und strafbar. Das gilt insbesondere für Vervielfältigungen, Übersetzungen, Mikroverfilmungen und für die Einspeicherung und Verarbeitung in elektronischen Systemen.
Die Wiedergabe von Warenbezeichnungen, Handelsnamen oder sonstiger Kennzeichen in diesem Buch berechtigt nicht zu der Annahme, dass diese von jedermann frei benutzt werden dürfen. Vielmehr kann es sich auch dann um eingetragene Warenzeichen oder sonstige gesetzlich geschützte Kennzeichen handeln, wenn sie nicht eigens als solche gekennzeichnet sind.
Es konnten nicht alle Rechteinhaber von Abbildungen ermittelt werden. Sollte dem Verlag gegenüber der Nachweis der Rechteinhaberschaft geführt werden, wird das branchenübliche Honorar nachträglich gezahlt.

1. Auflage 2009

Alle Rechte vorbehalten
© 2009 W. Kohlhammer GmbH Stuttgart
Gesamtherstellung:
W. Kohlhammer Druckerei GmbH + Co. KG, Stuttgart
Printed in Germany

ISBN 978-3-17-020348-8

Inhaltsverzeichnis

Vorwort	. . . .	7
Danksagung	. . . .	9
1	**Physiologisches Schwitzen und anatomische Grundlagen** .	11
1.1	Bedeutung des Schwitzens	11
1.2	Zusammensetzung des menschlichen Schweißes	13
1.3	Anatomie und Funktion der Schweißdrüsen	14
2	**Das vegetative Nervensystem**	19
2.1	Aufbau des vegetativen Nervensystems	19
2.2	Einfluss des Sympathikus auf den Schwitzvorgang	21
3	**Hyperhidrose: Das krankhafte Schwitzen**	23
3.1	Einteilung der Hyperhidrosen	23
3.1.1	Die sekundäre (symptomatische) Hyperhidrose	24
3.1.2	Die primäre fokale Hyperhidrose	26
3.2	Ursachen der Hyperhidrose	29
3.3	Klinische Aspekte der fokalen Hyperhidrose	34
3.4	Nachweisverfahren der fokalen Hyperhidrose	40
4	**Folgeerkrankungen und Begleiterscheinungen der Hyperhidrose**	47
5	**Sonderformen des krankhaften Schwitzens**	56
6	**Hyperhidrose und Psyche**	63
7	**Therapieformen der Hyperhidrose**	73
7.1	Verhaltensmaßnahmen	76
7.2	Deodorantien	81

7.3	Antitranspirantien	83
7.4	Interne Therapien	90
7.5	Iontophorese	97
7.6	Botulinumtoxin	103
7.7	Operationen zur Behandlung der Hyperhidrose	115
7.7.1	Lokale operative Verfahren	119
7.7.2	Endoskopisch transthorakale Sympathektomie (ETS)	134
8	**Rechtliche Fragen und Kostenübernahmen**	143
Nützliche Adressen		150
Glossar		152
Literaturverzeichnis		161

Vorwort

»Ich weiß nicht wie ich es sagen soll, es ist mir so peinlich, aber sehen Sie selbst« oder »Sie müssen mir helfen, keiner versteht mich« sind zwei typische Aussagen von Hyperhidrose-Patienten, die sich alltäglich in der Schwitzsprechstunde vorstellen.

Die Sätze zeigen das Problem der Betroffenen auf. Das krankhafte Schwitzen vor allem im Hand-, Fuß- und Achselbereich ist ein Tabuthema in unserer Gesellschaft, was dazu führt, dass die Patienten ihre Erkrankung als peinlich empfinden und sich häufig in der Folge sozial isolieren. Zum anderen zeigt sich, dass viele der Patienten das Gefühl haben, keinen kompetenten therapeutischen Ansprechpartner zu erreichen, der den Krankheitswert des Schwitzens erkennt und eine zufriedenstellende Therapie ermöglicht.

So flüchten sich viele Patienten in eine Art Selbstmedikation, die in den letzten Jahren vor allem durch das Internet ermöglicht wurde und bei der ohne fundierte Kenntnisse oft einfach »alles ausprobiert« wird. Ähnlich sieht es mit der Aufklärung der Patienten aus. Da die Hyperhidrose von vielen Fachkollegen noch immer stiefmütterlich behandelt und der ausgeprägte Krankheitswert verkannt wird, fühlen sich die Betroffenen häufig allein gelassen und informieren sich selbst, was zum Übernehmen von Halbwahrheiten bis hin zur Entwicklung falscher Vorstellungen führt.

Gerade die therapeutischen Möglichkeiten werden vielfach rein aus Gründen der Werbewirksamkeit propagiert, ohne sie dem Patienten genau zu erörtern und individuell an den Hyperhidrotiker anzupassen.

Der vorliegende Patienten-Ratgeber möchte diese Lücke schließen und dem Patienten, seinen Angehörigen und auch behandelnden ärztlichen Kollegen wertvolle und fundierte Informationen über Ursachen und Therapien der Hyperhidrose geben.

Bochum/Essen,   Falk G. Bechara, Johannes Schmidt,
im November 2008   Klaus Hoffmann, Peter Altmeyer

Danksagung

Ein besonderer Dank gilt allen Hyperhidrose-Patienten der Bochumer und Essener Schwitzsprechstunde, ohne die das vorliegende Werk nicht zustande gekommen wäre. Wir hoffen, dass der vorliegende Ratgeber allen Betroffenen eine Möglichkeit gibt, sich umfassend zu informieren und Ihre Erkrankung besser zu verstehen.

Dem Kohlhammer Verlag und hier besonders Frau Kühnle und Herrn Bub gilt unser Dank für die gute Zusammenarbeit und für die Möglichkeit, das vorliegende Projekt zu realisieren.

Darüber hinaus möchten wir uns bei den Mitarbeitern der Fotoabteilung des St. Josef Hospitals Bochum, Frau Greifenberg und Herrn Müller, für die gelungenen Bildaufnahmen bedanken.

Letztendlich gilt unser Dank auch Frau Bransch, Frau Reitz und Frau Damahne, die sich unermüdlich der Durchsicht des Manuskriptes gewidmet haben, sowie Herrn Dr. Bader (Abteilung für Psychosomatische Dermatologie, Klinik für Dermatologie und Allergologie, Ruhr-Universität Bochum), der wertvolle Anregungen bei psychologischen und psychotherapeutischen Fragestellungen geben konnte. Herrn Dr. Michael Sand möchten wir für sein außerordentliches Engagement bei wissenschaftlichen Fragestellungen auf dem Gebiet der Hyperhidrose danken.

Bochum/Essen, im November 2008

Falk G. Bechara, Johannes Schmidt, Klaus Hoffmann, Peter Altmeyer

1 Physiologisches Schwitzen und anatomische Grundlagen

1.1 Bedeutung des Schwitzens

Warum muss der Mensch eigentlich schwitzen?

Ein Leben ohne Schwitzen ist nicht möglich. Durch die Verdunstung von Schweiß an der Körperoberfläche ist überhaupt erst eine ausreichende Thermoregulation des menschlichen Organismus möglich. Wie stark der Einfluss nicht oder insuffizient funktionierender Schweißdrüsen auf den menschlichen Organismus sein kann, zeigt sich bei Erkrankungen, die mit einer Störung der Schweißsekretion einhergehen.

Ein Beispiel stellt die x-chromosomal vererbte Erkrankung *Morbus Fabry* dar. Hierbei kommt es zu einer Ablagerung von Glykosphingolipiden im Bereich der Schweißdrüsen. Dies führt bereits im Kindesalter zu einer Reduktion (Hypohidrose) bis hin zu einem kompletten Sistieren (Anhidrose) der Schweißproduktion mit nachfolgender schwerer Hitzeintoleranz und einem Temperaturanstieg bei körperlicher Anstrengung. Dies kann bei Betroffenen zu einem unerträglichen Leidensdruck führen.

Hat Schweiß auch eine biologische Wirkung auf meine Haut?

Ja. So wird über Inhaltsstoffe des Schweißes die Wasserbindungsfähigkeit der Hornschicht stabilisiert. Darüber hinaus kommt es zu einer Spreitung des Hauttalgs, was die Haut »geschmeidig« macht.

Schwitzen wir alle gleich?

Die Schweißbildung unterliegt starken individuellen Schwankungen. Das erklärt, warum manche Menschen mehr und andere weniger schwitzen. Einen Einfluss auf die Schweißmenge hat auch die körperliche Leistungsfähigkeit des Individuums. So ist bekannt, dass durchtrainierte Menschen größere und deutlich leistungsfähigere Schweißdrüsen aufweisen und daher mehr Schweiß abgeben als untrainierte Personen.

[!] **Merke!**
Von diesen normalen Schwankungen des natürlichen Schwitzens sind die Formen des krankhaften Schwitzens zu unterscheiden. Diese werden im jeweiligen Kapitel besprochen.

Wie viel schwitzt man durchschnittlich pro Tag?

Als Richtwert gilt, dass bis zu 1,5 Liter Schweiß pro Tag abgegeben werden. Der Verdunstungsvorgang des Schweißes ist vor allem für die Thermoregulation verantwortlich, darüber hinaus wird jedoch auch das Blut in den Hautkapillaren abgekühlt. Der Schwitzvorgang ist ein aktiver Prozess, der dem Körper Energie entzieht.

[!] **Merke!**
Die Schweißdrüsen sind sehr leistungsfähig. Im Extremfall können mehrere Liter am Tag abgesondert werden.

Wird mein Körper durch Schwitzen entgiftet?

Obwohl teilweise immer noch von einer möglichen Entgiftung oder Entschlackung durch Schwitzen gesprochen wird, gibt es keine Hinweise, dass der Schwitzvorgang beim Menschen derartige Funktionen besitzt.

Hat der Schweiß eine Bedeutung bei der Immunabwehr?

Bis vor wenigen Jahren galt lediglich die Thermoregulation als Hauptfunktion des Schwitzvorgangs. Seit einigen Jahren ist jedoch bekannt, dass Inhaltsstoffe des Schweißes eine wichtige Funktion in der körpereigenen unspezifischen Immunabwehr übernehmen. Verantwortlich hierfür sind Eiweiße (v. a. Dermcidin) im Schweiß, die auf bestimmte Erreger, wie Bakterien (z. B. *Staphylokokken*) und auch Pilze (z. B. *Candida albicans*) wie eine Art Antibiotikum wirken und diese Erreger unschädlich machen können. Derzeit wird viel über diese Eiweiße geforscht, die auch antimikrobielle Peptide genannt werden. Ihre Bedeutung wird dabei erst im Ansatz verstanden und zukünftig möglicherweise zur Entdeckung noch weiterer Funktionen des Schweißes führen.

1.2 Zusammensetzung des menschlichen Schweißes

Was ist eigentlich Schweiß?

Schweiß wird definiert als eine körpereigene Flüssigkeit, die wichtige thermoregulatorische Aufgaben zu erfüllen hat, d. h. den Wärmehaushalt reguliert.

Schweiß: Woraus besteht er genau?

Die Zusammensetzung des Schweißes unterliegt Schwankungen, die von der persönlichen Konstitution, der umgebenden Temperatur und auch der Arbeitsleistung, sowie der Ernährung abhängen. Der pH-Wert des Schweißes liegt zwischen 7,2 und 7,3. Die folgenden Stoffe sind Bestandteile des menschlichen Schweißes:

- Wasser
- Natriumchlorid (Kochsalz)
- Harnstoff
- Harnsäure
- Fettsäuren
- Aminosäuren
- Ammoniak
- Zucker
- Milchsäure
- Ascorbinsäure (Vitamin C)
- Cholesterin

Hat Schweiß einen speziellen Geruch?

Frischer Schweiß ist zunächst geruchlos. Der Abbau von Bestandteilen des Schweißes (v. a. Fettsäuren) auf der Hautoberfläche kann jedoch in der Folge zu einem Schweißgeruch führen. Der Abbau der Fettsäuren geschieht vor allem durch Bakterien, die natürlicherweise auf der Hautoberfläche vorkommen.

1.3 Anatomie und Funktion der Schweißdrüsen

Was sind Schweißdrüsen?

Die Schweißdrüsen werden zu den Hautanhangsgebilden gezählt, worunter auch Haare, Nägel und Talgdrüsen fallen. Die Drüsen dienen der Absonderung (= Sekretion) von Schweiß und befinden sich in der tiefen Lederhaut (Dermis) sowie an der Grenze zum subkutanen Fettgewebe (Abb. 1).

Gibt es unterschiedliche Schweißdrüsen?

Bis heute hat sich beim Menschen eine Unterteilung der Schweißdrüsen in zwei verschiedene Typen durchgesetzt: die ekkrinen und die apokrinen Schweißdrüsen (Abb. 2).

Wie unterscheiden sich ekkrine und apokrine Schweißdrüsen?

Die beiden Drüsentypen unterscheiden sich sowohl in der Form als auch in der Funktion. Die ekkrine Schweißdrüse ist vor allem verantwortlich für die Wärmeregulation und den Wasserelektrolythaushalt des menschlichen Körpers. Durch die Abgabe von Schweiß kommt es zu einer Verdunstung von Wasser an der Hautoberfläche und somit zu einer Kühlung.

Der zweite Schweißdrüsentyp, die apokrine Schweißdrüse, hat bezüglich des Wärme- und Elektrolythaushaltes beim Menschen keine Bedeutung. Die Funktion der apokrinen Schweißdrüse ist bisher beim Men-

Anatomie und Funktion der Schweißdrüsen

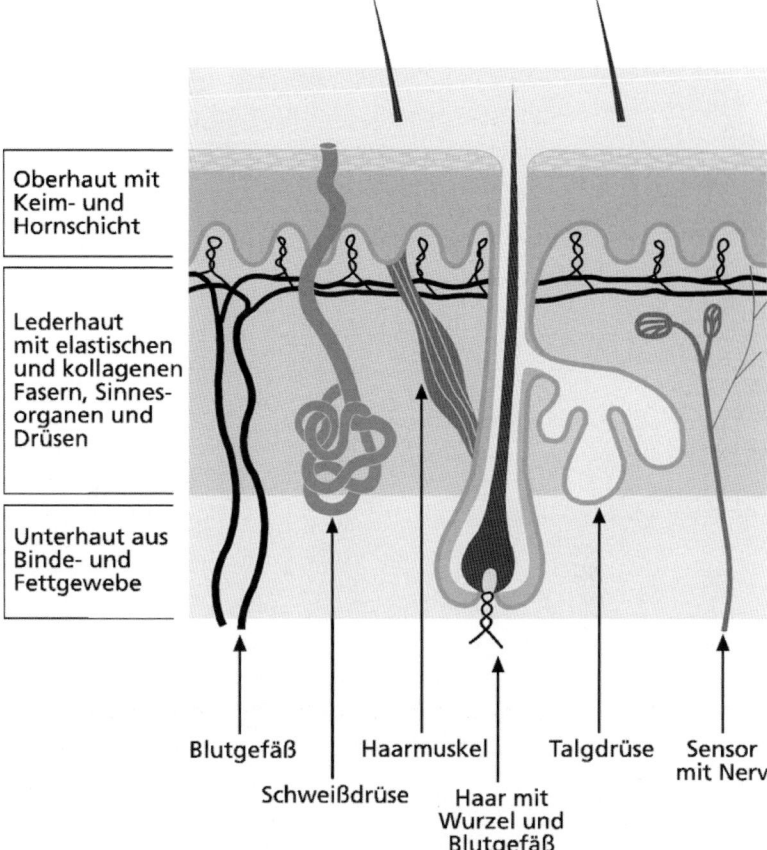

Abbildung 1: Schematische Darstellung der einzelnen Hautschichten. An die Epidermis (Deckepithel) schließen sich zur Tiefe hin die Dermis (Lederhaut) und darunter das subkutane Fettgewebe an. An Hautanhangsgebilden zeigen sich Haarfollikel, Talgdrüsen sowie der Anschnitt einer ekkrinen Schweißdrüse. Im knäuelförmigen Drüsenendstück wird Schweiß produziert und im Anschluss über den Ausführungsgang an die Hautoberfläche abgegeben (Quelle: Altmeyer P, Reich S (2006) Hautkrebs. Ein oft unterschätztes Risiko. Risikofaktoren, Diagnostik, Therapie und Prognose. Stuttgart: Kohlhammer. S. 12).

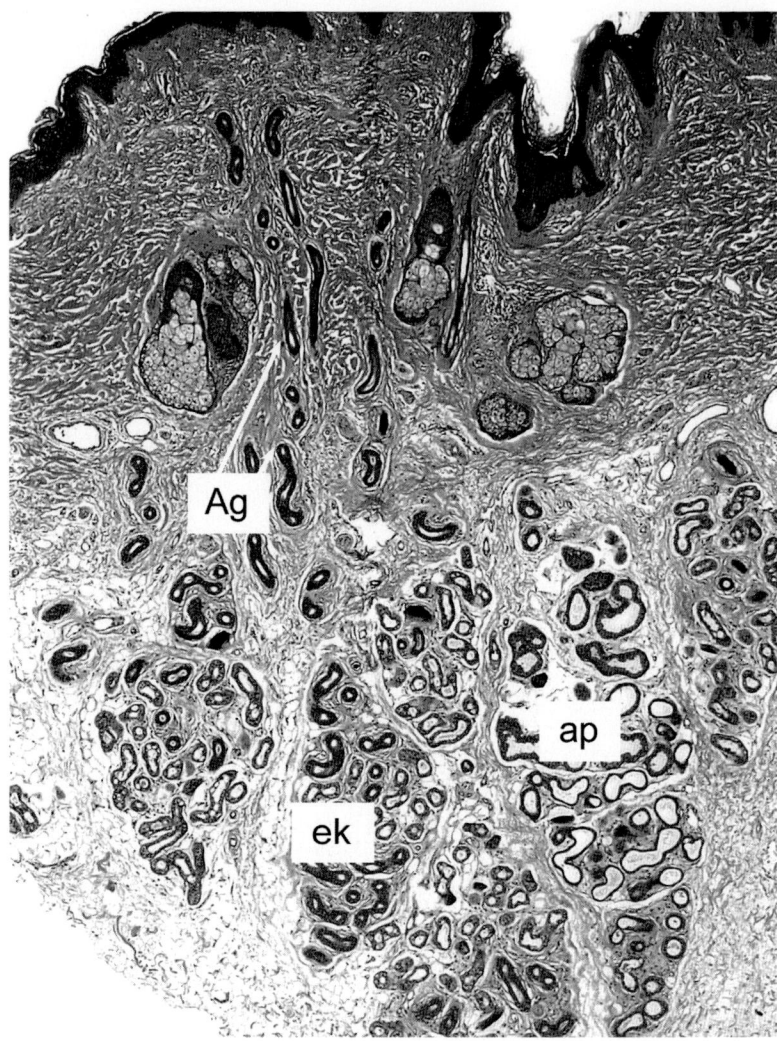

Abbildung 2: Histologische Ansicht der menschlichen Haut. Die Hautprobe stammt aus dem Bereich der Achselhöhle. Es zeigen sich die Hautanhangsgebilde wie Talg- und Schweißdrüsen. Deutlich ist der Unterschied zwischen den kleineren ekkrinen (ek) und größeren apokrinen (ap) Schweißdrüsen zu erkennen. Ein Ausführungsgang (Ag) der ekkrinen Drüse zur Hautoberfläche ist angeschnitten.

schen nicht vollständig geklärt. Vermutet wird eine Bedeutung als Duftdrüse. Dies könnte eine Rolle bei der Geruchskommunikation zwischen den Geschlechtern spielen und somit das Sozialverhalten beeinflussen.

Wie viele Schweißdrüsen gibt es beim Menschen?

Beim Menschen sind deutlich mehr ekkrine Schweißdrüsen als apokrine Schweißdrüsen vorhanden. Der Mensch besitzt abhängig von der Körperoberfläche zwischen zwei und vier Millionen Schweißdrüsen, deren Anzahl bereits bei der Geburt festgelegt ist, d.h. im Laufe des Lebens können keine neuen Schweißdrüsen gebildet werden.

An welcher Stelle des Körpers liegen die ekkrinen Drüsen?

Die ekkrinen Schweißdrüsen sind fast am gesamten menschlichen Körper zu finden. Eine Außnahme bilden die Innenseiten der Lippen, der äußere Gehörgang sowie die Klitoris und die kleinen Schamlippen.

Wie sind diese ekkrinen Schweißdrüsen genau aufgebaut?

Bei den ekkrinen Schweißdrüsen gibt es zwei Anteile. Zum einen das sekretorische Drüsenendstück, in welchem die Produktion des Schweißes erfolgt. Dieser Teil ist sozusagen die Fabrik, in welcher der Schweiß hergestellt wird. Daran schließt sich in Richtung der Hautoberfläche ein Ausführungsgang (wie ein »Abflussrohr«) an, der für die Ausleitung des Schweißes an die Hautoberfläche verantwortlich ist (Abb. 2). Die ekkrinen Schweißdrüsen befinden sich in den tieferen Anteilen der Lederhaut sowie im darunter liegenden, oberflächlichen subkutanen Fettgewebe. Jede Schweißdrüse wird durch ein feines Kapillarnetz mit Blut versorgt. Darüber hinaus werden die Drüsenendstücke von einem Geflecht aus sympathischen Nervenfasern umgeben.

Liegen die apokrinen Schweißdrüsen an den gleichen Körperstellen?

Das Vorhandensein von apokrinen Schweißdrüsen ist auf bestimmte Körperbereiche beschränkt. Die Hauptlokalisation befindet sich im Bereich des Genital- und Analbereichs, in den Achselhöhlen, im Bereich der Brustwarzen sowie in geringerer Anzahl im Gesichtsbereich, am behaarten Kopf und im Bereich des Bauchnabels.

Unterscheidet sie sich im Aufbau von der ekkrinen Drüse?

Die apokrine Schweißdrüse besteht ebenfalls aus einem Drüsenendstück, in dem der Schweiß gebildet wird, sowie einem Drüsengang, der zur Ausleitung des Schweißes dient. Im Unterschied zur ekkrinen Schweißdrüse führt dieser Gang jedoch nicht direkt an die Hautoberfläche, sondern mündet in einen Haarfollikel. Die apokrinen Schweißdrüsen befinden sich ebenfalls in den tiefen Anteilen der Lederhaut sowie im oberflächlichen subkutanen Fettgewebe. Ihr Durchmesser ist deutlich größer als der der ekkrinen Schweißdrüsen und kann bis zum 10-fachen der Größe betragen (vgl. Abb. 2).

Gibt es Körperstellen mit mehr Schweißdrüsen?

Obwohl die ekkrinen Schweißdrüsen fast an der gesamten Körperoberfläche vorkommen, gibt es doch deutliche Unterschiede bezüglich der Drüsendichte der Körperabschnitte. Am dichtesten liegen die ekkrinen Schweißdrüsen im Bereich der Handflächen und Fußsohlen. Darüber hinaus gibt es eine hohe Dichte an Schweißdrüsen im Gesichtsbereich sowie in den Achselhöhlen. Dies hat Bedeutung für das krankhafte Schwitzen, da diese Stellen hiervon häufiger betroffen sind.

2 Das vegetative Nervensystem

Um den Vorgang des normalen und krankhaften Schwitzens zu verstehen, ist es notwendig, die Steuerung des Schwitzvorganges zu erläutern. Sie erfolgt durch das vegetative Nervensystem, auch autonomes Nervensystem genannt, welches im Folgenden besprochen werden soll.

2.1 Aufbau des vegetativen Nervensystems

Was ist das vegetative Nervensystem?

Das vegetative Nervensystem gehört zum peripheren Nervensystem des Menschen. Über das vegetative Nervensystem laufen lebenswichtige Funktionen, sogenannte Vitalfunktionen, ab. Hierzu gehören z. B. Atmung, Blutdruck, Herzschlag, Verdauung und Stoffwechsel. Auch das Schwitzen wird hierüber gesteuert.

Warum wird es auch das autonome Nervensystem genannt?

Allen Vorgängen gemein ist der Umstand, dass über das vegetative Nervensystem innerkörperliche Anpassungs- und Regulationsvorgänge ablaufen, die vom Menschen nicht willentlich beeinflusst werden können. Das System funktioniert also »autonom«.

Wie ist dieses System genau aufgebaut?

Allgemein wird das vegetative Nervensystem in das sympathische (Sympathikus) und parasympathische (Parasympathikus) Nervensystem unterteilt. Sympathikus und Parasympathikus zeigen hierbei gegensätzliche, Wirkungen. Der Sympathikus, auch Fluchtnerv genannt, sendet anregende und leistungsfördernde Anreize, während der Parasympathikus gegenläufige, erholungsfördernde Impulse aussendet.

Die ersten Nervenzellen (auch Neurone genannt) des Sympathikus liegen im Bereich des Rückenmarks und werden teilweise von verschiedenen übergeordneten Zentren im Gehirn (Hypothalamus, Hirnstamm, Formatio retikularis) gesteuert. Diese Zentren senden Impulse an die sympathischen Nervenzellen im Rückenmark. Der Überträgerstoff (auch Neurotransmitter genannt) für den Nervenimpuls ist in diesem Bereich Acetylcholin. Die zweiten Nervenschaltknoten (auch Ganglion genannt) sind die so genannten postganglionären Nervenfasern, welche die Impulse auf das Zielorgan übertragen (Abb. 3). Hierbei dient dem Sympathikus der Überträgerstoff Noradrenalin. Eine Ausnahme bilden die ekkrinen Schweißdrüsen. Hier wird ebenfalls der Neurotransmitter Acetylcholin verwendet. Somit wird im Falle der ekkrinen Schweißdrüsen von einer postganglionären cholinergischen Nervenfaser gesprochen.

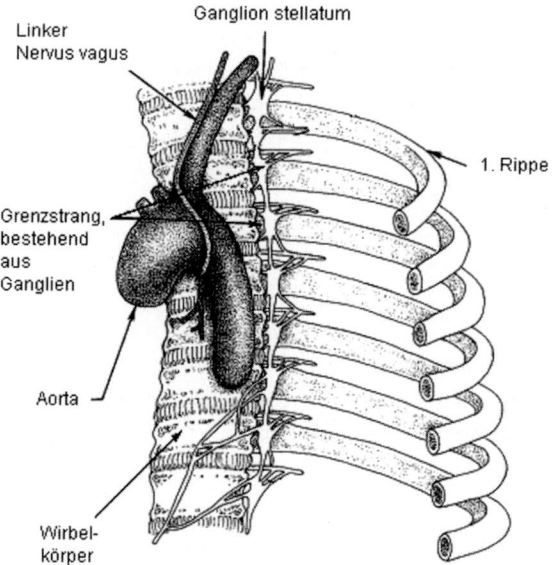

Abbildung 3: Anatomische Darstellung des Sympathikus-Grenzstranges, der aus einer kettenartigen Anordnung von Ganglien (Nervenschaltknoten) besteht. Der Grenzstrang liegt an den Wirbelkörpern des Brustkorbs.

2.2 Einfluss des Sympathikus auf den Schwitzvorgang

Also steigert der Sympathikus die Schweißabsonderung?

Ja. Der Sympathikus versetzt den Organismus in eine Leistungssteigerung und bereitet ihn auf Angriff, Flucht oder außergewöhnliche Anstrengungen vor. Im Bereich der Schweißdrüsen führt die Aktivierung des Sympathikus daher zu einer Steigerung der Schweißsekretion. Somit besitzt der Sympathikus eine entscheidende Bedeutung sowohl beim normalen Schwitzvorgang als auch beim krankhaften Schwitzen.

Die Besonderheit der Schweißdrüse

Bei den Schweißdrüsen handelt es sich um eine Besonderheit des vegetativen Nervensystems, da als Überträgersubstanz zur Aktivierung der Schweißdrüsen Acetylcholin dient.

Acetylcholin bildet den mit Abstand wichtigsten Transmitter zur Stimulation der ekkrinen Schweißdrüsen. Daneben wurden jedoch weitere Transmitter identifiziert, die zumindest teilweise eine Rolle bei der Schweißstimulation spielen, vor allem Adrenalin, Noradrenalin sowie das vasoaktive intestinale Polypeptit (VIP).

Wieso schwitze ich mehr bei Stress?

Sowohl regelrecht schwitzende Individuen als auch Patienten mit krankhaftem Schwitzen kennen das Phänomen, dass die Schweißproduktion in Stresssituationen stark ansteigt. Bei Stress kommt es zu einer Aktivierung des Sympathikus, der fördernd auf die Schweißproduktion wirkt.

Wieso schwitze ich bei Stress so stark im Hand- und Fußbereich?

Weil in diesem Bereich so viele ekkrine Schweißdrüsen lokalisiert sind. Die genauen Gründe für die hohe Dichte an Schweißdrüsen im Hand- und Fußbereich ist nicht abschließend geklärt. Aus evolutionsbiologischer

Sicht wird jedoch vermutet, dass eine bei Fluchtsituationen eintretende Schweißproduktion an Hand- und Fußsohlen zu einer besseren Durchfeuchtung der Hornschicht führte und somit zu einer höheren Griff- und Trittfestigkeit. Dies könnte im Rahmen des Fluchtvorgangs von entscheidender Bedeutung gewesen sein.

Seit man weiß, dass der Schweiß mit Hilfe antimikrobieller Peptide auch an der Immunabwehr beteiligt zu sein scheint, wird darüber hinaus diskutiert, das die Hohe Dichte von ekkrinen Schweißdrüsen an Hand und Fuß eine schützende Funktion vor einer Besiedlung mit Erregern darstellen könnte. Handflächen und Fußsohlen sind ja nun einmal sehr häufig die erste Kontaktfläche zur Umwelt.

3 Hyperhidrose: Das krankhafte Schwitzen

3.1 Einteilung der Hyperhidrosen

Was ist eine Hyperhidrose?

Im Gegensatz zum physiologischen Schwitzen bezeichnet der Begriff »Hyperhidrose« eine Form des Schwitzens, welche über das physiologische Maß hinausgeht.

Im allgemeinen ist hiermit gemeint, dass das Schwitzen die Erfordernisse der Wärmeregulation (Thermoregulation) übersteigt. Die Hyperhidrose, im alltäglichen Sprachgebrauch auch »krankhaftes Schwitzen« genannt, wird somit nicht allein über die Schweißmenge definiert, sondern gilt als Fehlfunktion des Schwitzens an sich.

Dies bedeutet, dass auch ein starkes Schwitzen physiologisch, d. h. im Sinne der Definition, normal sein kann, solange die Thermoregulation regelrecht abläuft (z. B. in der Sauna). Das hat zur Folge, dass es keine scharfe Abgrenzung vom physiologischen zum krankhaften (pathologischen) Schwitzen gibt, sondern die Übergänge zwischen Norm- und Hyperhidrose fließend sein können.

Ist die Hyperhidrose eine wirkliche Erkrankung?

Diese Frage ist ganz klar mit »Ja« zu beantworten. Es besteht heutzutage ein allgemeiner Konsens, dass es sich bei der Hyperhidrose um einen behandlungsbedürftigen Krankheitszustand handelt und keinesfalls um ein rein kosmetisches Problem. Zahlreiche wissenschaftliche Arbeiten konnten die deutlich reduzierte Lebensqualität von Patienten mit Hyperhidrose aufweisen sowie die Belastung der Betroffenen im Alltag untermauern. Hierbei müssen vor allem drei Bereiche angesprochen werden:

1. Die schwere psycho-soziale Belastung,
2. ökonomische- und arbeitsmedizinische Folgen sowie
3. Folgeerkrankungen, die aufgrund einer Hyperhidrose entstehen können.

Gibt es unterschiedliche Formen der Hyperhidrose?

Ja, man unterscheidet verschiedene Klassen der Hyperhidrose, die anhand unterschiedlicher Kriterien festgelegt werden. In einem ersten Schritt wird die Hyperhidrose in eine primäre und in eine sekundäre Hyperhidrose unterteilt.

Dabei liegt der primären Hyperhidrose definitionsgemäß keine Grunderkrankung oder externe Ursache zugrunde. Demgegenüber tritt die sekundäre (symptomatische) Hyperhidrose als Krankheitssyndrom einer in der Regel internistischen oder neurologischen Ursache auf.

Eine andere Unterteilung erfolgt nach der Lokalisation des Schwitzens (z. B. Hyperhidrosis axillaris [Achselschwitzen], Hyperhidrosis manuum [Handschwitzen]). So können Patienten nur an bestimmten Körperstellen schwitzen (fokale Hyperhidrose) oder auch am gesamten Körper (generalisierte Hyperhidrose).

3.1.1 Die sekundäre (symptomatische) Hyperhidrose

Welche Erkrankungen können eine sekundäre Hyperhidrose auslösen?

Die Liste der möglichen zugrunde liegenden Erkrankungen ist lang. Häufige Ursachen der sekundären Hyperhidrosen sind Infektionskrankheiten (z. B. Lungenentzündung), Tumorerkrankungen, Stoffwechselerkrankungen (z. B. Diabetes mellitus), Störungen im Hormonhaushalt (z. B. Schilddrüsenüberfunktion) oder neurologische Krankheitsbilder (z. B. Morbus Parkinson). Auch Vergiftungen (z. B. Fliegenpilz) können eine sekundäre Hyperhidrose verursachen.

Einteilung der Hyperhidrosen

Schwitzen diese Patienten mit sekundärer Hyperhidrose (z. B. im Rahmen eines Infektes) an bestimmten Körperstellen?

Bei diesen zugrunde liegenden Erkrankungen äußert sich die Hyperhidrose vor allem als generalisiertes, krankhaftes Schwitzen, d.h. die Patienten schwitzen am gesamten Körper. Viel seltener hingegen sind sekundäre Hyperhidrosen, die nur in bestimmten Körperabschnitten, also fokal auftreten.

[!] **Merke!**
Bei einer sekundären Hyperhidrose schwitzen die Betroffenen meist auch in der Nacht sehr stark. Wenn dies der Fall ist, sollte unbedingt eine Abklärung durch den behandelnden Arzt erfolgen, um der genauen Ursache auf den Grund zu gehen.

Gibt es besondere Ursachen, wenn man sekundär nur an einer Körperstelle krankhaft schwitzt?

Fast immer liegen diesen symptomatischen, fokalen Hyperhidrosen Schädigungen von Nervenbahnen zugrunde. So kann es z. B. nach Schädigung des Sympathikus im Halsbereich (z. B. bei einer Schilddrüsen-Operation) zu lokalisierten hyperhidrotischen Arealen im Kopfbereich kommen. Ein Beispiel für einseitiges Handschwitzen kann ein Karpaltunnel-Syndrom sein. Hierbei kommt es durch eine Einengung von Nerven im Handgelenksbereich zu einer Hyperhidrose der betroffenen Hand.

Kann ich auch am gesamten Körper schwitzen, ohne dass eine schwere Grunderkrankung vorliegt?

Ja, auch wenn dies viel seltener ist als das fokale Schwitzen. Man spricht dann von einer primären generalisierten Hyperhidrose. Hierbei kann der Patient am gesamten Körper schwitzen, ohne dass eine Grundkrankheit vorhanden ist.

Abzugrenzen sind diese Formen des primären generalisierten Schwitzens von einem generalisierten Schwitzen ohne krankhaften Wert. So ist es völlig normal, dass bei großer Hitze (z.B. Sauna), im Rahmen einer

Akklimatisierung und auch bei starker körperlicher Anstrengung ein ausgeprägtes generalisiertes Schwitzen auftritt. Gleichermaßen kann das Konsumieren großer Mengen heißer Speisen oder Getränke ebenfalls ein Schwitzen am gesamten Körper hervorrufen.

[!] **Merke!**
Personen mit starkem Übergewicht (Adipositas) zeigen häufig ein generalisiertes Schwitzen, welches sich oft nach Gewichtsreduktion normalisiert.

3.1.2 Die primäre fokale Hyperhidrose

Wie wird die primäre Hyperhidrose unterteilt?

Die primäre Hyperhidrose tritt im Gegensatz zur sekundären *fast immer fokal*, d.h. an umschriebenen Körperstellen auf. Hier sind die betroffenen Stellen vor allem diejenigen, die dicht mit ekkrinen Schweißdrüsen besiedelt sind. Dies sind die Achselhöhlen (Hyperhidrosis axillaris), Handflächen (Hyperhidrosis manuum), Fußsohlen (Hyperhidrosis pedum) sowie der Stirnbereich (Hyperhidrosis faciei). Bezüglich der typischen Lokalisation der primären fokalen Hyperhidrosen siehe auch Abbildung 4.

Wie häufig ist das Phänomen der fokalen Hyperhidrose?

Bis heute gibt es keine gesicherten Daten über die Häufigkeit der Hyperhidrose. Je nach wissenschaftlicher Untersuchung werden für die fokale Hyperhidrose (d.h. das krankhafte Schwitzen an bestimmten Körperstellen) Häufigkeiten von 0,5 bis 3 % der Bevölkerung genannt.

Zu beachten ist jedoch, dass die Dunkelziffer der Hyperhidrose-Patienten höher sein dürfte, da sich viele Patienten wegen der oft als peinlich empfundenen Erkrankung nicht an einen behandelnden Arzt wenden.

Einteilung der Hyperhidrosen

Welches ist die häufigste Form des fokalen Schwitzens?

Unter den verschiedenen Formen der Hyperhidrosen scheint die Hyperhidrosis axillaris die häufigste Form darzustellen, gefolgt von der Hyperhidrosis manuum und der Hyperhidrosis pedum. Hierbei können nicht nur isolierte Formen auftreten, sondern durchaus auch kombinierte Schwitzformen, bei denen sowohl die Achselregion als auch die Hände und Füße gleichzeitig betroffen sind. Auch die Kombination von Hand- und Fußschweiß ist oft zu beobachten. Man spricht in diesen Fällen von kombinierten fokalen Hyperhidrosen.

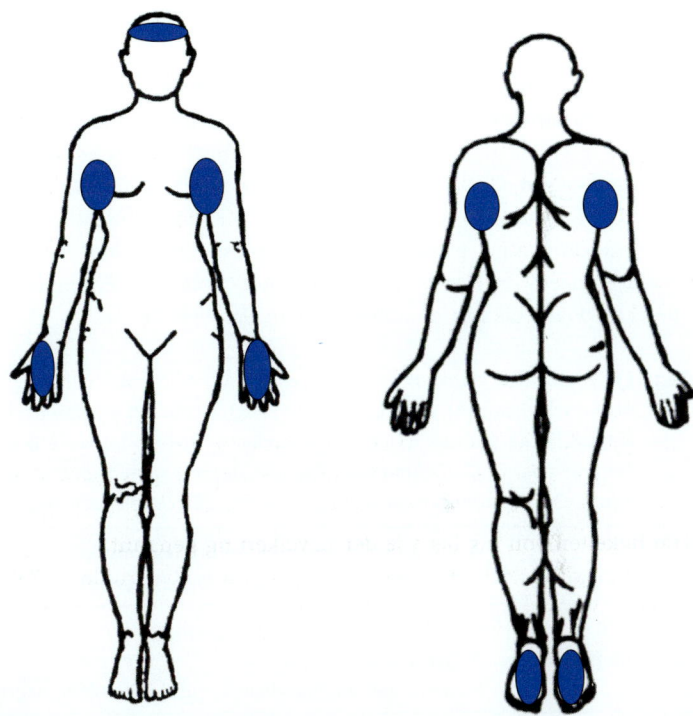

Abbildung 4: Die häufigsten Lokalisationen der primären fokalen Hyperhidrose sind blau markiert: Achselbereich (Hyperhidrosis axillaris), Handflächen (Hyperhidrosis manuum), Fußsohlen (Hyperhidrosis pedum) und Stirnbereich (Hyperhidrosis faciei).

Wann tritt die fokale Hyperhidrose in der Regel auf?

Ein bestimmtes Alter, in dem die Hyperhidrose erstmalig auftritt, gibt es nicht. Prinzipiell kann eine sekundäre Hyperhidrose in jedem Alter auftreten. Bei den fokalen Formen ist es jedoch typisch, dass der Erkrankungsbeginn vor dem 30. Lebensjahr stattfindet. Sehr häufig berichten Patienten mit einer Hyperhidrosis axillaris, dass der Erkrankungsbeginn in zeitlichem Zusammenhang zur Pubertät lag. Hingegen berichten Patienten mit einer Hyperhidrosis manuum und pedum häufig, dass das krankhafte Schwitzen bereits im Kindesalter eingetreten sei und seitdem fortbestehe.

Gibt es eine Einteilung für den Schweregrad der Hyperhidrose?

Zur klinischen Einteilung des Schweregrades einer Hyperhidrose gibt es eine semiquantitative Klassifikation, die zwischen der Hyperhidrosis axillaris sowie der Hyperhidrosis manuum und pedum unterscheidet.

Die Klassifikation (Tab. 1) richtet sich bei der Hyperhidrosis axillaris nach der Größe der Schweißflecken an der Kleidung. Bei der Hyperhidrosis manuum und pedum richtet sich die Einteilung nach dem sichtbaren Schweiß an Hand- und Fußflächen, wobei die Einteilung von sehr feuchter Haut bis hin zu abtropfendem Schweiß reicht.

Tabelle 1: Einteilung des krankhaften Schwitzens in verschiedene Schweregrade: Achselschwitzen (A) und Hand- und Fußschwitzen (P) werden nach der Schwitzfläche und der klinischen Ausprägung beurteilt (Wörle B et al., Leitlinien der DDG. Definition u. Therapie der primären Hyperhidrose © 2007 DDG. Reproduced with kind permisson of Blackwell Publishing Ltd.).

Grad I Leichte Hyperhidrose	A + P: Deutlich vermehrte Hautfeuchtigkeit A: Schwitzflecken (5–10 cm Durchmesser)
Grad II Mäßig starke Hyperhidrose	A + P: Bildung von Schweißperlen A: Schwitzflecken (10–20 cm Durchmesser) P: Schwitzen auf Handflächen und Fußsohlen begrenzt
Grad III Starke Hyperhidrose	A + P: Schweiß tropft ab A: Schwitzflecken (> 20 cm Durchmesser) P: Schwitzen auch an Streckseiten der Finger und Zehen sowie am seitlichen Rand von Hand und Fuß

3.2 Ursachen der Hyperhidrose

Ist die Hyperhidrose erblich bedingt?

Wissenschaftliche Untersuchungen sowie der klinische Alltag legen nahe, dass bei Patienten mit einer fokalen Hyperhidrose im Achsel-, Hand- und Fußbereich eine familiäre Häufung der Krankheit auftritt. Kürzlich äußerten japanische Wissenschaftler den Verdacht, dass für das Handschwitzen ein bestimmtes Gen auf dem Chromosom 14 Q11.2 – Q13 verantwortlich sei. Eine derartige Zuordnung ist für die plantare Hyperhidrose sowie für die axilläre Hyperhidrose noch nicht gefunden worden. Hierzu werden künftig weitere epidemiologische und genetische Studien notwendig sein.

Ergebnisse einer Doktorarbeit in unserer Klinik zeigten, dass von 84 Patienten, die sich einer lokalen Operation bei schwerer Hyperhidrosis axillaris unterzogen hatten, 24 Patienten (29,3 %) über eine positive Familienanamnese berichteten.

In meiner Familie schwitzt sonst aber niemand an den Händen. Kann das sein?

Das Vorliegen einer fokalen Hyperhidrose setzt nicht zwangsläufig einen Fall von krankhaftem Schwitzen in der Familie voraus. Ein Patient kann also auch der einzige Betroffene in der ganzen Familie sein.

Ist eine Blutuntersuchung notwendig, um mein krankhaftes Schwitzen zu diagnostizieren?

An erster Stelle der Untersuchung steht immer die genaue Erhebung der Krankengeschichte, die sogenannte Anamnese.

Liegt eine generalisierte Hyperhidrose vor, schwitzt der Patient vor allem nachts oder gibt es weitere Anzeichen dafür, dass eine internistische oder neurologische Erkrankung dem übermäßigen Schwitzen zugrunde liegt, dann können Blutuntersuchungen, gegebenenfalls unter Berücksichtigung des Hormonstatus (Schilddrüsenhormone, Geschlechtshormone), notwendig sein. Spricht die Anamnese jedoch eindeutig für eine primäre fokale Hyperhidrose, d.h. der Patient schwitzt beidseitig symmetrisch und streng auf den Hand-, Fuß- oder Achselbereich beschränkt, dann kann die Diagnose meist rein klinisch gestellt werden.

[!] **Merke!**
Die Entscheidung hierüber kann jedoch nur durch den erfahrenen Arzt gestellt werden.

Können auch Medikamente ein vermehrtes Schwitzen verursachen?

Ja. Eine Vielzahl von Medikamenten kann die Schweißsekretion erhöhen. Hierbei handelt es sich in der Regel um eine sekundäre generalisierte Hyperhidrose, wobei individuell einzelne Körperregionen vermehrt schwitzen können.

Einen Überblick über mögliche verursachende Medikamente bietet Tabelle 2. Es ist jedoch keineswegs so, dass jedes Individuum gleichermaßen mit einer Hyperhidrose auf die genannten Substanzen reagiert. Es gibt auch Medikamentenklassen, z. B. die Herzmedikamente Betablocker, bei denen einige Präparate zu einer Reduktion der Hyperhidrose führen können, während andere Vertreter dieser Klasse eine Hyperhidrose sogar provozieren.

[!] **Merke!**
Auf keinen Fall soll der Patient ohne ärztliche Rücksprache verschriebene Medikamente absetzen. Die Entscheidung hierüber kann nur durch den Arzt getroffen werden.

Tabelle 2: Im Folgenden sind Medikamente und Wirkstoffe aufgeführt die eine Hyperhidrose auslösen bzw. verstärken können. Die Liste der möglichen ursächlichen Substanzen erhebt keinen Anspruch auf Vollständigkeit und ist dem sich stetig wandelnden pharmazeutischen Markt unterworfen. Die Auflistung bedeutet nicht, dass jeder Patient auf die eingenommene Substanz mit einer Hyperhidrose reagiert.

ACE-Hemmer	Acetylsalicylsäure
• Enalapril	
• Quinapril	
• Telmisartan	

Ursachen der Hyperhidrose

Acetycholinesteraseinhibitoren
- Neostigmin
- Physostigmin

Alpharezeptorenblocker
- Doxazosin
- Terazosin

Antiallergika
- Terfenadin

Antiarrhythmika
- Adenosin

Antibiotika
- Penicillin

Antidepressiva
- Citalopram
- Fluvoxamin
- Fluxetin
- Doxepin
- Imipramin

Antiestrogene
- Tamoxifen
- Toremifen

Antikonvulsiva
- Topiramat

Antiparasitäre Pharmaka
- Lindan

Asthmamittel
- Terbutalin
- Fenoterol
- Clenbuterol
- Tulobuterol
- Orciprenalin
- Salbutamol

Aufputschmittel/Appetitzügler
- Amphetamine
- Kokain
- Ephedrin
- Pseudoephedrin

Betarezeptorenblocker
- normalerweise Reduktion der Hyperhidrosis. Nur Carvedilol soll eine Hyperhidrosis provozieren können

Calciumantagonisten
- Nifedipin
- Isradipin
- Nimodipin

Calciumhaltige-Verbindungen
(oral und i. v.)

Cholinergika
- Neostigmin
- Pyridostigmin
- Distigmin

Fibrinolytika

Genussgifte • Alkohol • Nikotin • Koffein	**Glaukomtherapeutika**
Impfstoffe	**Insuline**
Interferon	**Jodhaltige Röntgenkontrastmittel**
Migränemittel • Sumatriptan	**Muskelrelaxantien** • Baclofen
Neuroleptika • Clozapin • Sulpirid	**Opioide** • Morphin • Heroin • Buprenorphin • Tramadol • Tilidin
Paracetamol	**Parasympathomimetika** • Acetylcholin • Pilocarpin • Muscarin
Parkinsonmittel • dopaminerge Präparate	**Prostaglandine**
Pyrazolone • Metamizol	**Retinoide** (dosisabhängig) • Acitretin • Isotretinoin
Sympathomimetika (systemisch) • Ephedrin • Pseudoephedrin • Pholerin • Methyphenidat • Phenylephrin • Dopamin • Etilefrin • Norfenefrin • Oxilofrin • Amfepramon • Pemolin	**Sympathomimetika** (lokal angewandt, z. B. Auge und Nase, seltener zur Hyperhidrose führend als systemische Sympathomimetika): • Naphazolin • Oxymetazolin • Phenylephrin • Tramazolin • Xylometazolin

Ursachen der Hyperhidrose

Virustatika
- Ganciclovir
- Didanosin

Vitamine
- Vitamin B1 (Thiamin und Derivate)

Wehenhemmer
- Fenoterol

Können Genuss- oder Suchtmittel eine Hyperhidrose fördern?

Eine Hyperhidrose kann besonders durch die Genussmittel Nikotin und Koffein gefördert werden. Das Ausmaß des Schwitzens durch die genannten Stoffe ist individuell sehr unterschiedlich, so reagieren einige Individuen nicht, während andere bereits nach dem Genuss einer Tasse Kaffee stark schwitzen. Die Kombination von Nikotin und Koffein ist besonders fördernd.

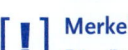 **Merke!**
Die Droge Kokain sowie andere Partydrogen wie Ecstasy und auch einige Dopingmittel können ebenfalls zu einer deutlich verstärkten Schweißproduktion führen.

Ich habe in letzter Zeit zur Leistungssteigerung im Beruf und beim Sport Guarana-Tabletten genommen. Ich habe das Gefühl, dass ich seitdem verstärkt schwitze. Ist das möglich?

In den letzten Jahren sind leistungsfördernde Mittel und Appetitzügler sehr in Mode gekommen. Sowohl zur angeblichen Leistungssteigerung im Beruf als auch beim Sport oder in der Freizeit werden häufig Tabletten oder Pillen konsumiert, die Koffein, Guarana oder ähnliche antriebssteigernde Substanzen enthalten. Diese können durch eine Aktivierung des Sympathikus zu einer verstärkten Schweißbildung führen. Derartige Stoffe sind teilweise auch in Appetitzüglern und »Fett-Burnern«, die zur Gewichtsreduktion eingesetzt werden, enthalten und sollen durch eine Aktivitätssteigerung zum Gewichtsverlust führen. Auch hier kommt es durch eine Überstimulation des Sympathikus häufig zur Hyperhidrose.

Gerade in Zeiten der leichten Verfügbarkeit derartiger Produkte über das Internet kann es vorkommen, dass die Appetitzügler Substanzen enthalten, die stark schweißtreibend wirken und zum Teil gar nicht mehr in Deutschland erlaubt sind. Ein Beispiel für eine derartige Substanz in Appetitzüglern ist Ephedrin. Ephedrin wirkt ähnlich wie ein Amphetamin und führt zur verstärkten Freisetzung von Noradrenalin und Adrenalin. Hierdurch kommt es zu einer starken Aktivierung des Sympathikus und gleichzeitig zu einer Körpertemperaturerhöhung. Beides zusammen führt häufig zu einer ausgeprägten Hyperhidrose.

3.3 Klinische Aspekte der fokalen Hyperhidrose

Gibt es eine typische Krankengeschichte von Patienten mit einer primären fokalen Hyperhidrose?

Wie bei den meisten Erkrankungen ist auch die Krankengeschichte bei der Hyperhidrose von Patient zu Patient verschieden. Es gibt jedoch einige charakteristische Merkmale:

- Auftreten der Hyperhidrose bereits im Kindes- oder Jugendalter, in der Regel vor dem 30. Lebensjahr. Oft wird die Pubertät als Zeitpunkt der Erstmanifestation genannt.
- Die Hyperhidrose ist temperaturunabhängig und durch den Patienten nicht kontrollierbar.
- Die Hyperhidrose tritt lokalisiert (fokal) auf und ist beidseitig (symmetrisch) vorhanden.
- Kein vermehrtes Schwitzen während der Schlafphasen.
- Gehäuftes Auftreten der Erkrankung in der Familie.

Hat es eine Bedeutung, dass man nachts nicht schwitzt?

Gerade die Tatsache, dass Patienten mit einer primären Hyperhidrose während des Schlafes nicht schwitzen, ist ein wichtiges Unterscheidungsmerkmal zu Formen der sekundären Hyperhidrose. Typisch ist, dass die Patienten beim Aufwachen eine Trockenheit der sonst schwitzenden Hautareale aufweisen. Häufig beginnt das Schwitzen jedoch kurz oder direkt nach dem Aufstehen und setzt sich über den Tag fort.

Klinische Aspekte der fokalen Hyperhidrose

Ich habe das Gefühl, mein Alltag dreht sich nur noch um meine Schweißkrankheit im Achselbereich. Das beginnt schon bei der Auswahl meiner Kleidung. Ist das typisch?

Die fokale Hyperhidrose führt bei vielen Patienten zu einer starken, quälenden, psycho-sozialen Belastung. Dies kann soweit führen, dass sich der gesamte Alltag um das Problem des krankhaften Schwitzens dreht. Dies fängt bereits morgens mit der Wahl der geeigneten Kleidung an. Aufgrund der stigmatisierenden Schweißflecken sind die Patienten in der Regel gezwungen, lediglich weiße oder schwarze Kleidung zu tragen, da diese am besten zur Kaschierung der Schwitzflecken geeignet sind. Nicht selten kommt es vor, dass Patienten in der Schwitz-Sprechstunde berichten, dass

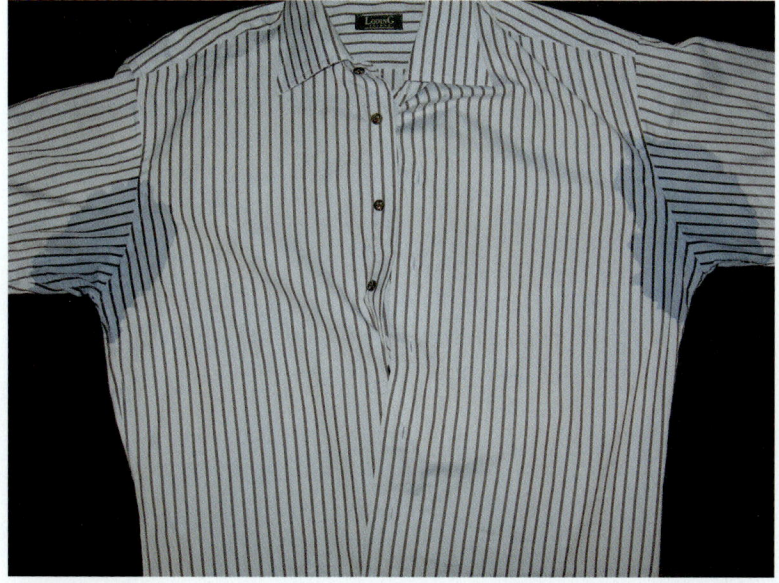

Abbildung 5: Das Oberhemd eines Patienten mit schwerer axillärer Hyperhidrose (Grad III). Es weist ausgeprägte Schweißflecken auf beiden Seiten auf, die ohne Tragen eines Jacketts nicht zu verbergen sind und unweigerlich zur Stigmatisierung im Alltag führen. Anamnestisch berichtete der Patient, dass er die Oberhemden bis zu sechsmal am Tag wechseln musste.

sie seit Jahren keine farbigen Oberteile mehr tragen konnten. Dies wiegt umso schlimmer, da die fokale Hyperhidrose temperaturunabhängig ist, und die Schweißflecken, z. B. in der Achselhöhle, zu jeder Jahreszeit auftreten (Abb. 5). Doch selbst bei der Wahl weißer oder schwarzer Bekleidung zeigen sich bei starker Hyperhidrose häufig die Schwitzflecken, insbesondere bei dünnen Stoffen. Als besonders belastend wird die Problematik der Kleiderwahl von jungen Hyperhidrose-Patientinnen bewertet. Gleiches wie für die Oberbekleidung trifft auch für das Schuhwerk zu, das durch ausgeprägte Formen des Fußschwitzens (Hyperhidrosis pedum) häufig in Mitleidenschaft gezogen oder gar zerstört wird.

An meiner Kleidung zeigen sich schon nach kurzer Zeit Flecken, die wie »Salzkrusten« aussehen und auch nicht mehr beim Waschen verschwinden. Was kann das sein?

Diese Salzränder sind ein nicht zu vernachlässigendes Problem, da sie sowohl optisch stigmatisieren als auch häufig zu einer Zerstörung der Textilien führen. Hierbei handelt es sich schlicht um das »Auskristallisieren« von Schweißbestandteilen. Diese Zerstörung ist irreversibel, d. h. die Flecken können in der Regel leider nicht mehr entfernt werden.

Mein krankhaftes Schwitzen im Handbereich scheint mich sozial zu isolieren. Ich hätte nicht gedacht, wie oft am Tag ich hierdurch in eine »peinliche« Situation gelange.

Gerade das ausgeprägte Handschwitzen ist für Betroffene im Privat- und Berufsleben ein immenses Handicap. Die Symptome können hierbei von leicht feuchten Händen bis zu einem konstanten Abtropfen des Schweißes reichen (vgl. Tab. 1 und Abb. 6)

In unserer Gesellschaft ist gerade der Handschlag ein wichtiges Mittel der Kommunikation. Für viele Betroffene stellt diese Situation geradezu einen Alptraum dar. So gibt es Patienten, die konstant einen Vorrat an Taschentüchern bei sich tragen, um sich vor jedem Handschlag ausgiebig die Hand zu trocknen. Dies kann ebenfalls berufliche Einschränkungen mit sich bringen. So ist bei einem stark ausgeprägtem Handschweiß die Arbeit mit Papier oder Büchern häufig unmöglich, da diese an der feuchten

Klinische Aspekte der fokalen Hyperhidrose

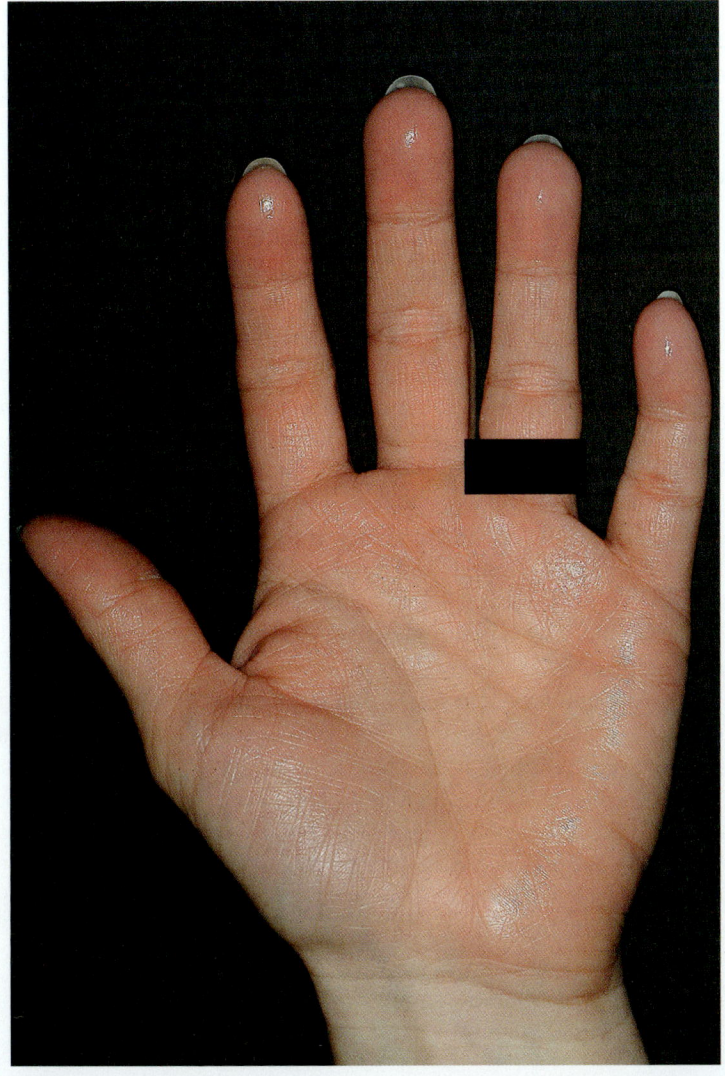

Abbildung 6: Ausgeprägte Hyperhidrose im Handbereich. Deutlich sichtbar ist eine »glänzend«-feuchte Hautoberfläche als Zeichen der Sekretion. Bei der Patientin bestand eine starke Form der Hyperhidrosis manuum. Bei der Vorstellung in der Schwitz-Sprechstunde tropfte der Schweiß regelrecht von den Handflächen auf den Boden.

Hautoberfläche kleben bleiben. Bestimmte Berufe (z. B. Uhrmacher, Musiker) sind häufig aufgrund der feuchten Hände nicht durchführbar. Umschulungen und Berufswechsel können im Extremfall die Folge sein.

Kann eine Hyperhidrose auch ein finanzielles Problem darstellen?

In mehreren Bereichen kann eine Hyperhidrose für den Betroffenen eine finanzielle Belastung darstellen. Gerade weil es für viele Patienten peinlich ist, sich bei einem Arzt vorzustellen, steht zu Beginn oftmals die Selbstmedikation im Vordergrund. Nicht selten berichten Patienten in unserer Schwitz-Sprechstunde, dass sie jedes kommerziell erhältliche Deodorant bereits ausprobiert haben. Auch der Versuch mit in Apotheken erhältlichen, frei verkäuflichen Antitranspirantien eine Besserung zu erwirken, wird von den Patienten oft bejaht. Durch die Verbreitung des Internets stoßen die Patienten verstärkt auf vielversprechende Anzeigen mit angeblich wirksamen Produkten und Methoden. Leider ist eine Vielzahl der angepriesenen Produkte nicht dazu geeignet, den Betroffenen zu helfen, so dass das Ausprobieren verschiedener Präparate zu einem finanziellen Verlust und nicht zu der gewünschten Verbesserung der Situation führt.

Eine weitere finanzielle Belastung entsteht durch die Tatsache, dass die exzessive Sekretion von Schweiß mit Ablagerung an der Kleidung zur Zerstörung der Textilien führen kann. So können Textilien durch den Schweiß ausbleichen oder es können sich nicht mehr entfernbare »Schweißringe« bilden. Darüber hinaus berichten einige Patienten, dass sie viele Kleidungsstücke in doppelter Ausführung kaufen, um sie im Laufe des Tages zu wechseln, damit die Umgebung die »verschwitzte« Bekleidung nicht bemerkt.

Patientenbeispiel:

Im folgenden schildern wir den Fall einer Frau aus unserer Schwitz-Sprechstunde, die sich mit dem Problem ihrer »feuchten Hände« vorstellte.

Die 30-jährige Frau hatte bislang keine Probleme mit vermehrter Schweißneigung. Grunderkrankungen sowie eine Medikamenteneinnahme wurden verneint. Auch in der Familie gab es keinen Fall von

Klinische Aspekte der fokalen Hyperhidrose

Hyperhidrose. Die Patientin berichtete, dass sie vor kurzem in einer sehr stressigen beruflichen Phase erstmalig eine Durchfeuchtung beider Handflächen bemerkt habe. Dies sei jedoch nicht besonders auffällig gewesen und habe sie in ihrer Arbeit als Industriekauffrau nicht weiter gestört. Im Rahmen einer wichtigen Besprechung in ihrer Firma sei es erneut aufgrund einer Stress-Situation zu einem Handschwitzen gekommen. Daraufhin habe sie erstmalig verstärkt über den Zusammenhang zwischen der Stresssymptomatik und ihren schwitzenden Händen nachgedacht. In der Folge kam es in jeder stressigen Situation zu einem Handschwitzen. Die Patientin versuchte jedes Mal willentlich das Schwitzen zu unterdrücken, was jedoch keinen Erfolg brachte, sondern teilweise noch zu einer Verstärkung des Symptoms führte. Im Rahmen ihres Berufes war es für die Patientin besonders belastend, dass bei Arbeitstreffen und Meetings regelmäßig ein Handschlag mit Kollegen oder Vorgesetzten erfolgte. Die Patientin schämte sich aufgrund ihrer schwitzenden Hände häufig, die Hand zu geben, was teilweise von den Arbeitskollegen als unhöflich und arrogant empfunden wurde. Um vor einem möglichen Handschlag die schwitzenden Hände abzutrocknen, führte die Patientin ständig Taschentücher in ihrer Kleidung mit sich. Als das nicht mehr reichte, ging sie sogar dazu über, wegen der höheren Saugkraft Löschpapier zu verwenden.

Mit der Zeit zeigten sich die Schweißhände nicht nur in stressigen Situationen, sondern allgemein, wenn das Begrüßungsritual des Handschlags im Rahmen von Begegnungen mit Arbeitskollegen oder auch im privaten Kreis anstand. Allein der Gedanke an eine mögliche Begrüßung mittels Handschlag führte zum Schwitzen. Letztendlich war die Hyperhidrose der Hände so stark, dass auch Arbeitsmaterialien wie Papier während der Arbeit an den Händen klebten. Aufgrund der unzumutbaren Zustände suchte die Patientin letztendlich trotz des ihr peinlichen Anliegens unsere Schwitz-Sprechstunde auf.

Nach eingehender Anamnese wurde die Diagnose einer primären emotionalen Hyperhidrose der Hände gestellt und eine entsprechende Therapie eingeleitet.

Ist es nicht untypisch, dass die Patientin in dem genannten Beispiel erst mit 30 Jahren angefangen hat an den Händen zu schwitzen?

Bei der genannten Patientin wurde eine emotionale Hyperhidrose diagnostiziert. Sie tritt in der Regel später auf und ist eine sehr häufige Form der fokalen Hyperhidrose. Durch dieses Beispiel wird eindrucksvoll der Zusammenhang zwischen Psyche und Schwitzen verdeutlicht: Oft schwitzen diese Patienten in entspannter Atmosphäre gar nicht, bei emotionalen Stresssituationen aber teilweise exzessiv.

Auf diese Form des krankhaften Schwitzens, seine psychologischen Zusammenhänge und Auswirkungen wird genauer im Kapitel 6 eingegangen.

3.4 Nachweisverfahren der fokalen Hyperhidrose

Der Patient stellt sich häufig die Frage, wie man das krankhafte Schwitzen genau diagnostizieren kann. Leider gibt es bis heute kein perfektes Nachweisverfahren mit welchem die Diagnose Hyperhidrose gestellt werden kann. Das wichtigste Instrumentarium des Arztes zur Diagnose ist die exakte Analyse der Krankengeschichte.

Geht es um wissenschaftliche Fragestellungen, Vorbereitung zu einer Operation oder Nachweise gegenüber der Krankenkasse, so können Testverfahren jedoch sinnvoll bzw. notwendig sein. Im folgenden sollen die relevanten Tests besprochen werden.

Welche Testverfahren gibt es, um ein krankhaftes Schwitzen nachzuweisen?

Man muss grob zwischen zwei verschiedenen Testarten unterscheiden. Zum einen die Tests, die das schwitzende Hautareal mittels bestimmter Farbreaktionen sichtbar machen (qualitative Tests) sowie auf der anderen Seite Verfahren, welche die abgesonderte Schweißmenge bestimmen, d. h. den Schweiß auswiegen (quantitative Verfahren).

Der bekannteste Test unter den qualitativen Verfahren ist der Jod-Stärke-Test nach *Minor*. Bei den quantitativen Verfahren ist die Gravimetrie die am häufigsten eingesetzte Methode.

Was genau habe ich unter dem Farb-Schwitz-Test zu verstehen?

Beim Jod-Stärke-Test nach *Minor* handelt es sich um ein recht einfaches Verfahren, mit welchem die zum Zeitpunkt des Testes schwitzenden Hautareale markiert werden können.

Kann der Test an jeder Körperstelle durchgeführt werden?

Grundsätzlich ist der Test an allen Körperstellen möglich. Technisch schwierig durchführbar ist er allerdings am behaarten Kopf. Ein besonderer Vorteil des Tests liegt in seiner Anwendbarkeit auch bei sehr ausgedehnten hyperhidrotischen Arealen. So kann er z. B. gut bei einer kompensatorischen Hyperhidrose nach einer erfolgten Sympathektomie angewandt werden.

Wie wird der Test praktisch durchgeführt?

Das Prinzip des genannten Tests beruht auf einer Jod-Stärke-Reaktion. Hierzu wird auf das zuvor getrocknete, schwitzende Hautareal eine spezielle Jodlösung aufgetragen. Nach einer Wartezeit wird dann Speisestärke auf das jodierte Areal gestreut. Die Stärke nimmt das Jod auf und wird hierdurch violett/blau/schwarz verfärbt. Um ein sauberes Bild von dem Schwitzbereich zu bekommen, wird überschüssiges Stärkepulver abgetupft oder abgeblasen, sodass als Endzustand nur das violett/blau/schwarz verfärbte hyperhidrotische Areal sichtbar bleibt (Abb. 7).

Das Ergebnis kann vom behandelnden Arzt fotografisch festgehalten werden, um so den Erfolg einer eingeleiteten Therapie zu beurteilen. Im Idealfall zeigt sich bei einer gut ansprechenden Therapie eine deutlich reduzierte Schweißfläche im Minor-Test.

Ich habe eine Jod-Allergie, kann ich den Test trotzdem durchführen?

Obwohl der Jod-Stärke-Test viele Vorteile besitzt, wie die schnelle Durchführbarkeit, die Einfachheit sowie die gute Wiederholbarkeit, hat er auch wenige Nachteile. Hierzu gehört seine Unverträglichkeit bei einer Jodallergie, bei deren Vorliegen die Testform beim Patienten nicht angewendet

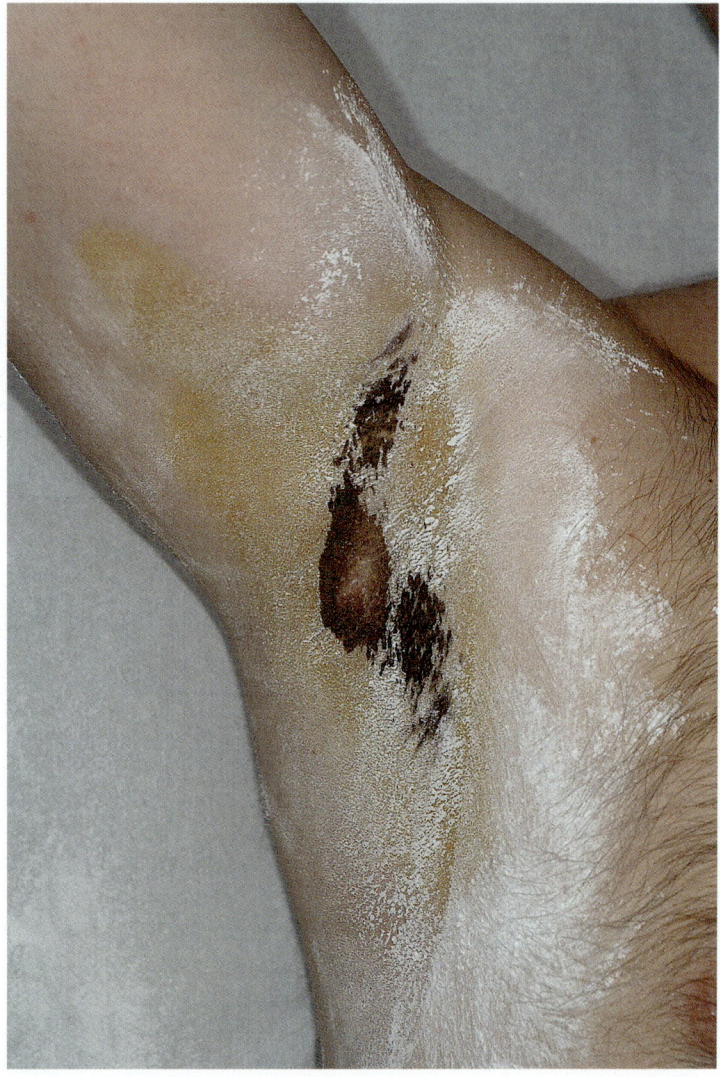

Abbildung 7: Mit Hilfe eines Farbtests (Jod-Stärke-Test nach *Minor*) sichtbar gewordenes Schwitzareal im Bereich der Achselhöhle. Die gelbliche Färbung ist bedingt durch die aufgepinselte Jodlösung, das weiße Puder ist die aufgestreute Stärke und das dunkelblaue Areal markiert den hyperhidrotischen Bereich.

werden sollte. Gerade wenn große Hautareale getestet werden sollen und dazu eine große Menge an Jodlösung notwendig ist, sollte zuvor auch eine Funktionsstörung der Schilddrüse ausgeschlossen werden.

Was passiert mit der Farbe nach dem Test?

Die Reinigung des Testareals nach erfolgtem Test kann etwas mühsam sein. Häufig lässt sich die Jod-Lösung nur durch aufwendiges Reinigen komplett entfernen. Vorsicht ist darüber hinaus beim Kontakt von Wäsche des Patienten mit der Jod-Lösung geboten. Dies kann zu einer dauerhaften Verfärbung der Kleidungsstücke führen.

Was ist der gravimetrische Test?

Bei der Gravimetrie handelt es sich um den am häufigsten durchgeführten quantitativen Nachweis von Schweiß bei Hyperhidrose-Patienten. Das Prinzip besteht darin, eine Schweißmenge, meist angegeben in Milligramm (mg) pro Zeiteinheit, zu bestimmen. Hierbei wird Filterpapier z. B. auf die getrockneten Achselhöhlen gelegt, im Anschluss eine definierte Zeit abgewartet und dann das Filterpapier mittels einer Feinwaage ausgewogen. Die Differenz des Gewichts nach und vor Auswiegen ergibt dann die in das Filterpapier abgesonderte Schweißmenge. Die Gravimetrie eignet sich besonders zur Ausführung klinischer Studien, bei denen die Reduktion der Schweißmenge nach einer Therapie quantitativ bestimmt werden soll.

Ab welcher Schweißmenge in der Gravimetrie liegt ein krankhaftes Schwitzen vor?

Auch bei Benutzung der Gravimetrie gibt es bis heute keinen absoluten Wert, der eine Unterscheidung von physiologischem und pathologischem Schwitzen erlaubt. Jedoch hat sich in den letzten Jahren aufgrund wissenschaftlicher Untersuchungen ein Richtwert etabliert. So wird ab einer Schweißmenge von 50 mg/min von einer Hyperhidrosis axillaris ausgegangen. Die Werte für Schweißmengen am Hand- und Fußbereich sind etwas geringer. Hier spricht man von einer Hyperhidrose ab einer Menge von 30 mg/min.

Sind die Schweißtests dann überhaupt notwendig, wenn sie nicht definitiv eine Hyperhidrose bestimmen können?

Obwohl die Anamnese das wichtigste Instrumentarium zur Bestimmung der Hyperhidrose darstellt, haben die Schweißtests ihre Berechtigung. Mit Hilfe des Farbtests kann auch für den Patienten eindrucksvoll gezeigt werden, in welchen Bereichen geschwitzt wird und wie ausgedehnt das Schwitzareal ist. Durch eine Bilddokumentation können darüber hinaus Verlaufskontrollen einer initiierten Therapie erfolgen. Nicht zuletzt ist der farblich markierte Schwitzbereich auch eine gute Orientierungshilfe für den behandelnden Arzt. So können z. B. gezielte Injektionen mit Botulinumtoxin in die am stärksten schwitzenden Areale erfolgen (vgl. Kapitel 7.6). Auch bei einer geplanten Operation des Achselschwitzens kann der Minor-Jod-Stärke-Test von unschätzbarem Wert sein, da er dem Operateur wie eine Art Landkarte dient, mit deren Hilfe die Operationsgrenzen genau bestimmt werden können.

Der Einsatz der Gravimetrie ist im klinischen Alltag als weniger sinnvoll zu sehen. Auch bleibt er den Einrichtungen vorbehalten, die über eine spezielle Feinwaage verfügen.

[!] **Merke!**
Es kann vorkommen, dass die Krankenkasse einen gravimetrischen Wert der Hyperhidrose fordert, um bestimmte Therapieoptionen zu übernehmen. In diesem Fall kann auch in der klinischen Routine eine Gravimetrie unverzichtbar sein.

Kann ich den Schweißtest jederzeit durchführen?

Grundsätzlich ist der Test jederzeit möglich. Beachtet werden sollte jedoch, dass eine Hyperhidrose auch von Umgebungstemperatur und Tageszeit abhängig sein kann. Daher sollte vor dem Test eine Ruhephase eingehalten werden, damit das Ergebnis nicht, z. B. durch zuvor erfolgtes Treppensteigen des Patienten zur Arztpraxis oder zum Krankenhaus, verfälscht wird. Wenn die Testverfahren im Rahmen wissenschaftlicher Studien erfolgen, sollte darüber hinaus für konstante Umgebungsbedingungen gesorgt werden, d. h. für eine standardisierte Raumtemperatur und Luftfeuchtigkeit.

Nachweisverfahren der fokalen Hyperhidrose

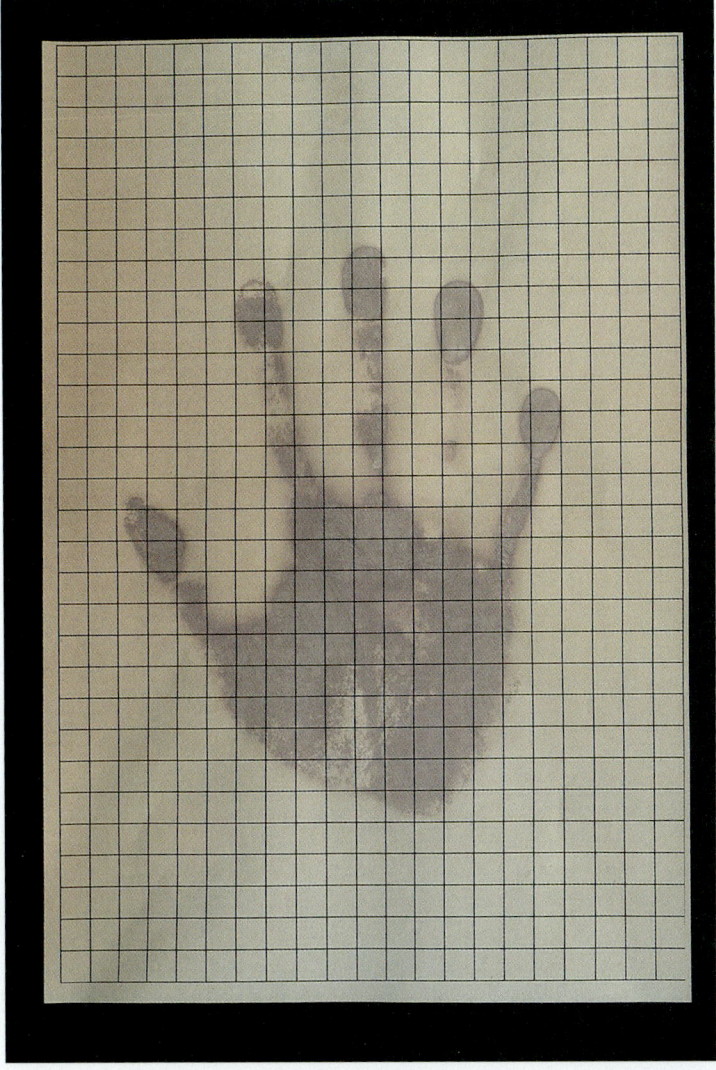

Abbildung 8: Visualisierung der Hyperhidrosis manuum mittels indirektem Farbtest. Hierbei wird mit Jod präpariertes Papier benutzt. Nach Kontakt mit dem schwitzenden Hautareal verfärbt sich das Papier blau-violett. Hiermit lässt sich sehr gut kontrollieren, ob eine Therapie erfolgreich ist und ob die schwitzende Fläche kleiner wird.

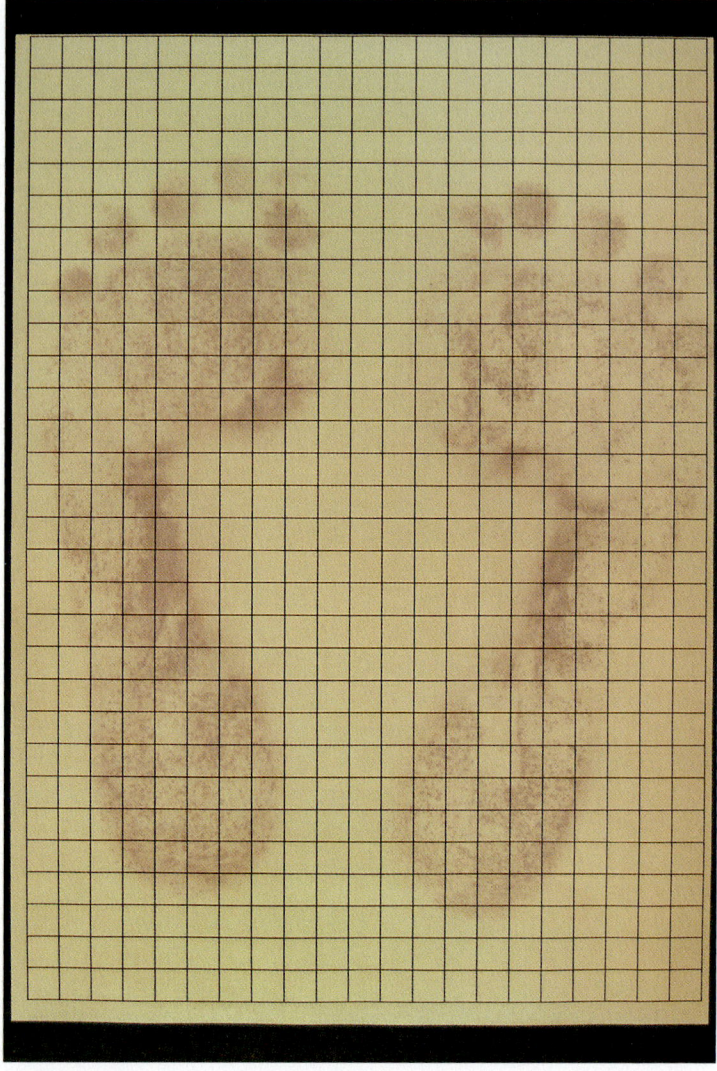

Abbildung 9: Gleiches Prinzip wie in Abbildung 8 bei mittelgradiger Hyperhidrosis pedum (Fußschwitzen). Auch hier lässt sich gut die Effektivität einer Therapie (z. B. Iontophorese) überprüfen. In der Regel lassen die Patienten das schwitzende Hautareal für 60 Sekunden in Kontakt mit dem Spezialpapier.

4 Folgeerkrankungen und Begleiterscheinungen der Hyperhidrose

Was sind mögliche Folgeerkrankungen einer Hyperhidrose?

Die Hyperhidrose selbst mit all ihren möglichen psycho-sozialen Folgen stellt für die Betroffenen häufig bereits ein stark beeinträchtigendes Krankheitsbild dar. Auf der Basis einer Hyperhidrose können sich jedoch darüber hinaus weitere Hauterkrankungen manifestieren. Diese sind in der Regel durch das feuchte Milieu und die mazerierte Haut bedingt. Derartige Nebenwirkungen treten vor allen am Hand- und Fußbereich auf. Die feuchte Hautfläche ermöglicht es hierbei Erregern, schneller einzudringen.

Allgemein kann zwischen bakteriellen, viralen und mykotischen Infektionen im Bereich der hyperhidrotischen Areale unterschieden werden.

[!] **Merke!**
Verstärkt wird die Anfälligkeit für Infektionen darüber hinaus bei einer gleichzeitig bestehenden Adipositas (Fettsucht) oder einem Diabetes mellitus (Zuckerkrankheit).

Welche bakteriellen Folgeerkrankungen sind im Achselbereich häufig?

Im Bereich der Achselhöhle kann es vor allem zu Schweißdrüsenabszessen kommen.

Ebenfalls werden des Öfteren Erythrasma beobachtet (Abb. 10). Beim Erythrasma handelt es sich um bräunliche Flecken im Bereich der Achselregion, die teilweise leicht schuppen können. Sie werden durch ein bestimmtes Bakterium (*Corynebacterium minutissimum*) hervorgerufen.

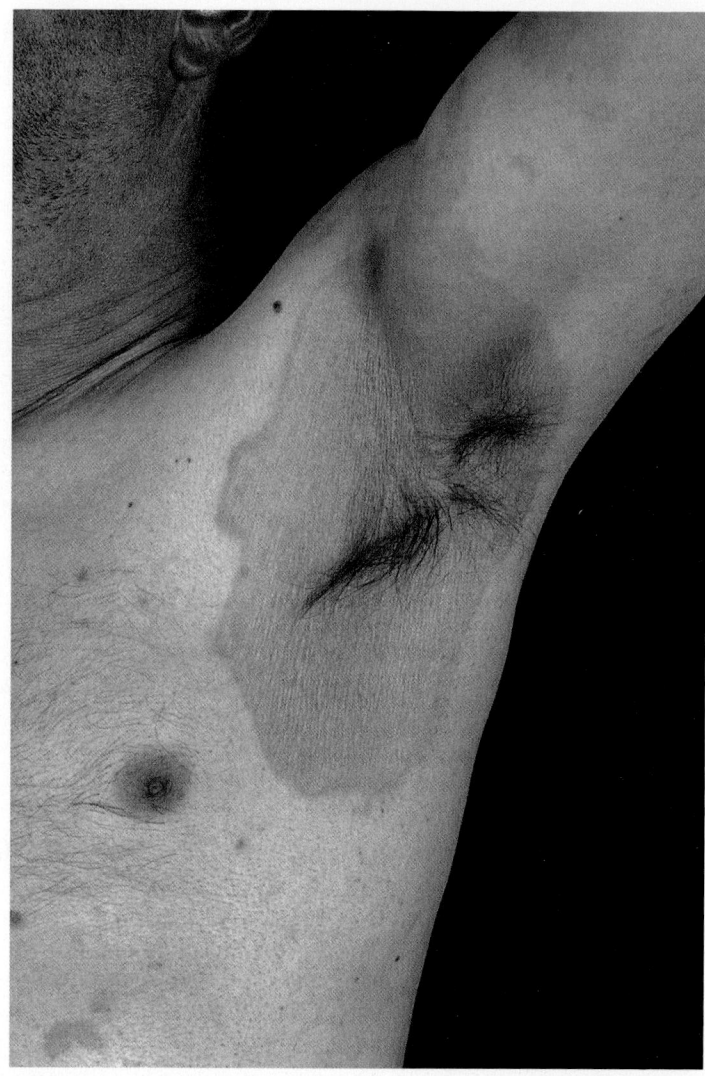

Abbildung 10: Rotbraune, scharf begrenzte, symptomlose Flecken im Bereich der linken Axilla. Durch Erregernachweis wurde die Diagnose Erythrasma gestellt. Bei dem Patienten bestand anamnestisch eine axilläre Hyperhidrose.

Meine Achselhaare sind verklebt und sehen gelblich aus? Kann das auch erregerbedingt sein?

Ja. Hierbei handelt es sich um eine häufig auftretende bakterielle Erkrankung der Achselhöhle bei Hyperhidrose mit dem Namen *Trichobacteriosis palmellina*. Hierbei spielt das *Corynebakterium tenuis* eine Rolle. Die Bakterien umschließen die Achselhaare, was klinisch als weiße bis gelbliche Schicht erscheint. Fast immer kommt es hierbei zu einem beißenden sehr unangenehmen Geruch. Als Ursache ist neben der Hyperhidrosis axillaris auch eine mangelhafte Körperhygiene zu sehen.

[!] **Merke!**
Hier ist es sinnvoll, die Achselhaare zu rasieren und die Stellen durch einen Arzt antibakteriell behandeln zu lassen.

Gibt es auch Infektionen im Fußbereich?

Auch im Fußbereich kann es zu bakteriellen Infektionen kommen, nicht zuletzt, da sich hier oft durch okklusives Schuhwerk eine Art »feuchte Kammer« bildet. Besonders gefährdet sind die Zehenzwischenräume, die vorwiegend durch gram-negative Bakterien besiedelt werden. Hierbei zeigen sich zwischen den Zehen stark nässende, »offene« Stellen (Erosionen) und ein klassischer, sehr stechender Fußgeruch. Der betroffene Bereich kann schmerzhaft sein und teilweise auch zu einer regionalen Lymphknotenschwellung im Leistenbereich führen.

An der Fußsohle können sich ebenfalls Infektionen manifestieren. Hier ist am häufigsten das sogenannte *Keratoma sulcatum* anzutreffen. Diese vor allem durch Corynebakterien ausgelösten Hautveränderungen imponieren als kleine grübchenförmige Hornhautdefekte, die wie ausgestanzt wirken (Abb. 11). Durch diese Eintrittspforten können die Erreger teilweise in tiefere Hautschichten gelangen und so brennende bis stechende Schmerzen verursachen.

[!] **Merke!**
Eine typische Angabe der Patienten lautet: »Seit einiger Zeit habe ich so ein brennendes Gefühl an der Fußsohle.«

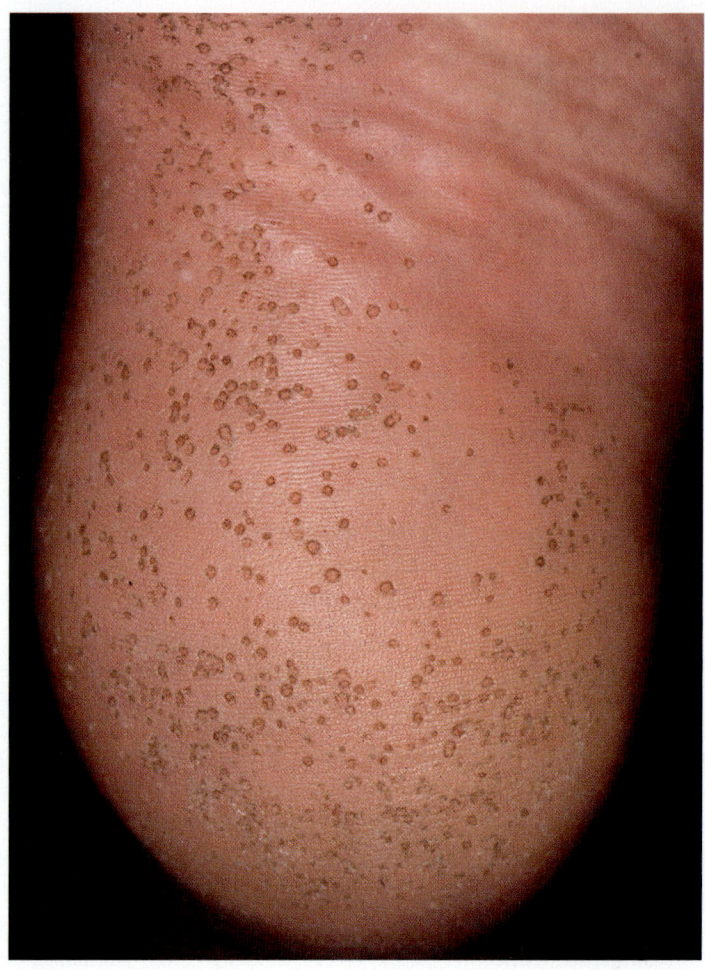

Abbildung 11: Grübchenförmige Hornhautdefekte im Bereich der Fußsohle bei einem Patienten mit mittelgradiger Hyperhidrosis pedum. Die multiplen kleinen Defekte wirken wie »ausgestanzt«.

Folgeerkrankungen und Begleiterscheinungen der Hyperhidrose 51

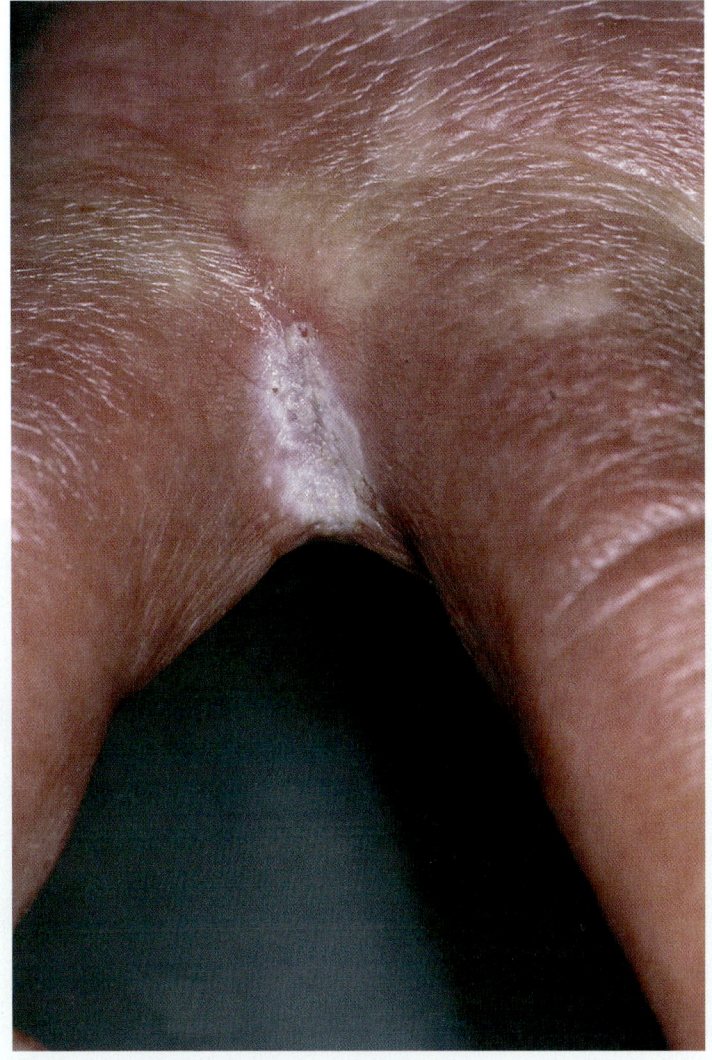

Abbildung 12: Mazeration im Fingerzwischenraum bei einem Patienten mit Hyperhidrosis manuum. Es wurde in der Untersuchung der Hefepilz Candida albicans nachgewiesen.

Welche Pilzinfektionen (Mykosen) treten gehäuft auf?

Im Bereich der Achselhöhle, den Leisten sowie der Brustfalte kann es zu einer Besiedelung mit Hefepilzen (*Candida albicans*) kommen. Hierbei zeigen sich in den betroffenen Körperstellen oft gerötete, wie wund wirkende Hautbereiche, deren Randbereich stellenweise eine Schuppung aufweist (Abb. 12).

Bei bestehender Hyperhidrosis pedum sind es vor allem Fußpilze, die entstehen können. Am häufigsten werden diese durch das *Trichophyton rubrum* ausgelöst. Dieses kann sowohl im Zehenzwischenraum auftreten als auch im Bereich des Fuß- und Zehenrandes (Abb. 13).

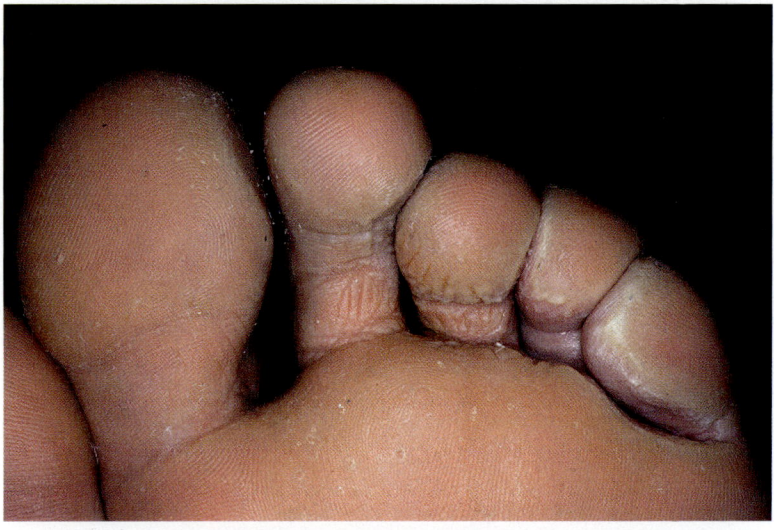

Abbildung 13: Mazerierte, grau-weißliche, gequollene Haut im Bereich der Zehen und Zehenzwischenräume. Klinisch zeigten sich bei der genauen Untersuchung Erosionen zwischen den Zehen. In einer angelegten Pilzkultur wurde der Erreger *Trichophyton rubrum* nachgewiesen. Bei dem Patient bestand seit dem neunten Lebensjahr eine primäre Hyperhidrosis pedum.

Habe ich richtig verstanden, dass auch virusbedingte Krankheiten bei starkem Schwitzen vermehrt auftreten können?

Dies ist tatsächlich bekannt. Hierbei sind hauptsächlich Patienten mit einer Hyperhidrosis manuum und pedum betroffen, bei denen sich wohl vor allem vulgäre Warzen (*Verrucae vulgares*) ausbilden können. Während diese im Handbereich nach außen wachsen (exophytisch), können sie im Fußsohlenbereich stellenweise durch die Druckbelastung zu sehr schmerzhaften Hautveränderungen führen (Dornwarzen) (Abb. 14).

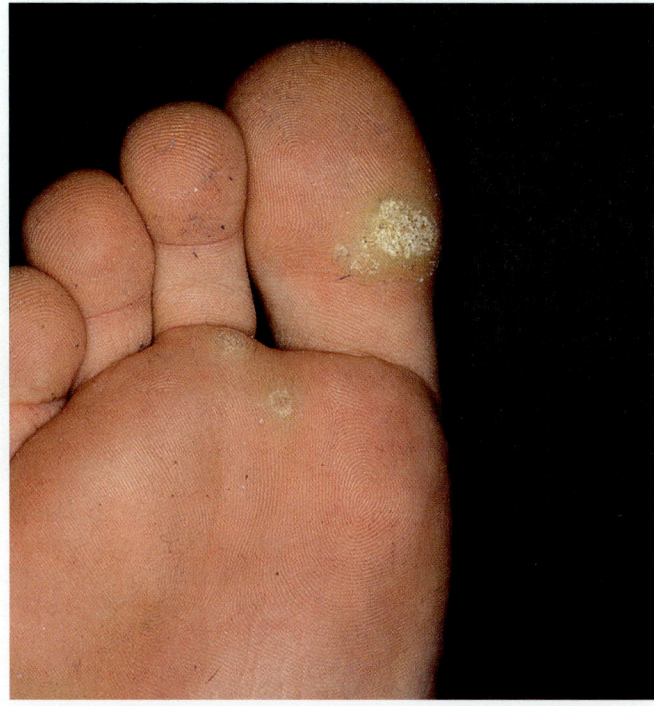

Abbildung 14: Im Bereich der Großzehe und an der Fußsohle eines Hyperhidrose-Patienten zeigen sich Hornläsionen, die am Zeh bereits beetartig erscheinen. Typischer klinischer Befund von Verrucae vulgaris des Fußbereichs (Dornwarzen). Der Befund kann derartig schmerzhaft sein, dass die Patienten nicht mehr auftreten können und sogar eine operative Entfernung der Warze notwendig ist.

Kann eine fokale Hyperhidrose auch bestehende Hautveränderungen und Hautkrankheiten verschlechtern?

Ja. Gerade bei Patienten die unter einer Neurodermitis (atopischem Ekzem) leiden, kann die Hyperhidrose die Ausbildung des Ekzems provozieren oder verstärken (Abb. 15). Dies kann sich im axillären Bereich zeigen, aber auch bei ausgeprägter Hyperhidrose der Stirn kann es zu einer Verschlechterung des atopischen Ekzems im Gesichtsbereich oder am Hals kommen.

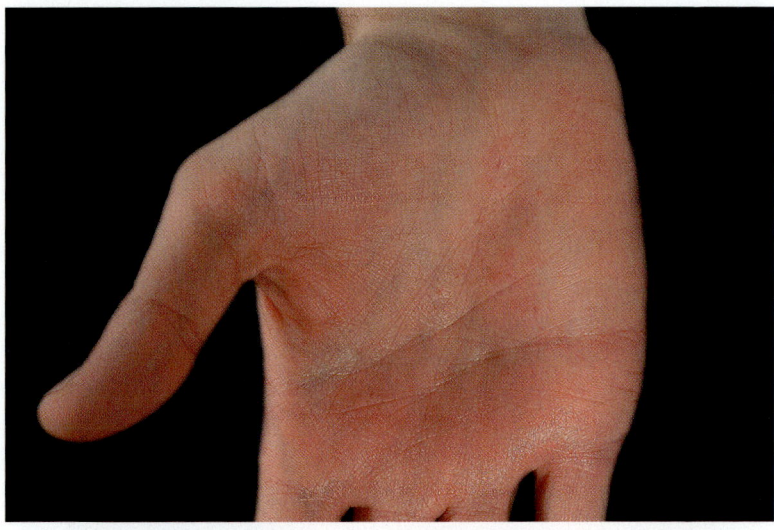

Abbildung 15: Patient mit schwerer Hyperhidrosis manuum und gleichzeitig bestehender Neurodermitis. Im Zentrum der Handfläche befindet sich ein sichtbares Ekzem, welches aufgrund der ständigen Durchfeuchtung schwer zu therapieren ist und sich in Stresssituationen laut Patient deutlich verschlechtert.

Gibt es einen Zusammenhang zwischen Allergien und Hyperhidrose?

Es kann vorkommen, dass eine Hyperhidrose allergische Kontaktekzeme verschlechtern kann. Ein Beispiel ist die Verschlechterung einer Nickelallergie, z. B. beim Tragen von bestimmten nickelhaltigen Armbändern oder Ringen, bei einer ausgeprägten Hyperhidrosis manuum. Hier kann das feuchte Milieu durch den Schweiß der Hände verstärkend und provozierend wirken.

Zusätzlich zu meinem Hand- und Fußschweiß habe ich manchmal das Gefühl, dass sich meine Hände und Füße kälter anfühlen als der übrige Körper und sich stellenweise rötlich-bläulich verfärben. Hängt das mit der Hyperhidrose zusammen?

Die Kombination von Hand- und Fußschweiß bei gleichzeitigem Kältegefühl sowie einer blau-roten Verfärbung ist ein typisches klinisches Bild der Hyperhidrosis manuum und pedum. Dieses Phänomen wird Akrozyanose genannt und ist bei Kälte und Nässe häufig besonders ausgeprägt.

Die herabgesetzte Hauttemperatur kommt durch zwei Mechanismen zustande. Zum einen liegt häufig eine Störung der Mikrozirkulation vor. Darüber hinaus entsteht durch die Hyperhidrose eine vermehrte Verdunstungskälte, die zusätzlich ein Gefühl der Kälte vermittelt. Die betroffenen Patienten leiden somit gleich dreifach unter ihrer Erkrankung: Durch Schweiß, Kälte und Verfärbung.

5 Sonderformen des krankhaften Schwitzens

Im Folgenden sollen Sonderformen des krankhaften Schwitzens besprochen werden. Auch wenn diese viel seltener vorkommen als die primären fokalen Hyperhidrosen im Achsel-, Hand- und Fußbereich, so können sie für die Betroffenen äußerst belastend sein. Gerade aufgrund der Seltenheit fehlen den Patienten oft ausreichende Informationen über die Erkrankungen.

Was ist eine Hämhidrose?

Bei der Hämhidrose handelt es sich um eine extrem seltene Erkrankung, die auch »Blutschweiß« genannt wird. Hier kommt es über den Schweiß zu einer Sekretion von geringen Mengen Blut oder Blutpigment. Dies ist in der Regel auf eine ausgeprägte Verletzbarkeit oder Schwäche von Gefäßwänden zurückzuführen, die bei hoher innerer oder äußerer Anspannung des Patienten zu einem Platzen von kleinen Hautgefäßen führt.

Dies kann letztendlich zu einer Sekretion von Blutbestandteilen führen. Manche Autoren vermuten, dass einige Fälle der beschriebenen christlichen Stigmata (z. B. Bluten aus den Händen) in Wahrheit auf eine Hämhidrose zurückzuführen sind.

[!] **Merke!**
Auch die Redewendung »Blut und Wasser schwitzen« scheint sich von dem beschriebenen Krankheitsbild abzuleiten.

Sonderformen des krankhaften Schwitzens 57

Manchmal verfärbt sich sowohl die Achselhaut als auch die darüber liegende Kleidung. Kann dies mit meinem krankhaften Schwitzen zusammenhängen?

Wenn sich derartige farbliche Veränderungen im axillären Bereich zeigen, können verschiedene Ursachen zugrunde liegen. Es gibt Patienten, die an einer Chromhidrose (Farbschweiß) leiden. Meist handelt es sich hierbei um die Sekretion eines gelblichen, teils bräunlichen Schweißes. Diese Form des Schwitzens ist sehr selten, tritt vor allem axillär auf (Abb. 16) und beginnt meist nach der Pubertät. Die genaue Ursache für den farbigen Schweiß ist bislang nicht geklärt, es scheint sich jedoch um Absonderungen der apokrinen Drüsen zu handeln. Häufig verfärbt sich die Wäsche und in jedem Fall auch die axilläre Haut im Bereich der Schweißareale.

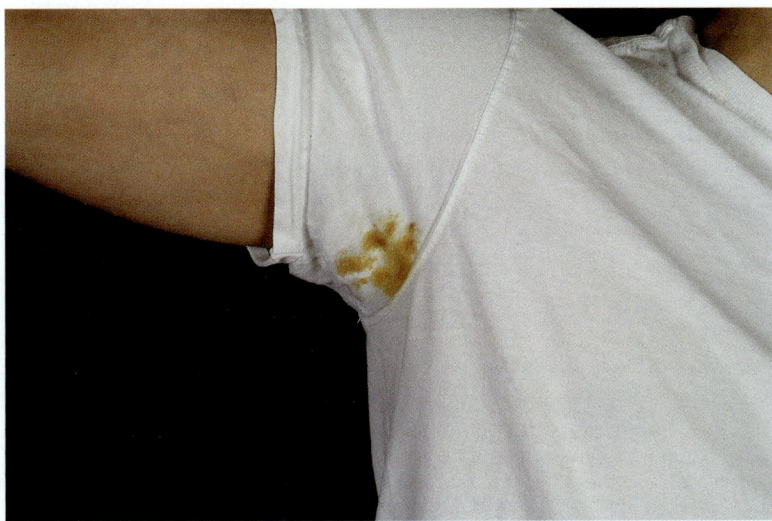

Abbildung 16: Orientalischer, männlicher Patient mit dem seltenen Krankheitsbild einer Chromhidrose. Gerade bei stärkeren Schwitzattacken im Bereich der Achsel zeigen sich gelblich-bräunliche Verfärbungen. Es lag eine ausgeprägte Stigmatisierung im privaten und beruflichen Leben vor.

Tritt die Chromhidrose bei allen Menschen gleich häufig auf?

Nein. Es scheint eine deutlich höhere Anfälligkeit bei farbigen Rassen vorzuliegen.

Was ist eine Pseudo-Chromhidrose?

Unterschieden werden muss die echte Chromhidrose von der Pseudo-Chromhidrose, bei der es durch eine Pigmentbildung von Bakterien zu der genannten Verfärbung kommt und nicht durch den Schweiß selbst (siehe Kapitel 4). Eine andere Form der Pseudo-Chromhidrose kann auch bei der Benutzung von bestimmten Deodorantien oder Antitranspirantien auftreten. Diese können in einigen Fällen zur Hautverfärbung und auch zu Verfärbungen der Wäsche führen. Teilweise sind die Verfärbungen je nach Inhaltsstoffen der Antitranspirantien irreversibel und Kleidung kann zerstört werden.

Ich leide besonders unter dem starken Schweißgeruch in meiner Achselhöhle. Ist der von mir abgesonderte Schweiß anders?

Der häufig sehr starke und unangenehme Schweißgeruch bei einigen Patienten wird unter dem Überbegriff Bromhidrose oder Osmidrose zusammengefasst. In der Literatur wird unterschieden zwischen einer Bromhidrose, die von den ekkrinen Schweißdrüsen ausgeht, sowie einer Bromhidrose, die von den apokrinen Schweißdrüsen ausgeht.

Bei der apokrinen Bromhidrose tritt der Geruch charakteristischerweise im Zusammenhang mit der Pubertät auf, da erst durch den Einfluss unterschiedlicher Sexualhormone in dieser Lebensphase die apokrinen Schweißdrüsen ausreifen. Im Gegensatz hierzu kann die ekkrine Bromhidrose bereits im Kindesalter auftreten. Beiden Formen gemein ist, dass in der Regel der Primärschweiß geruchlos ist.

Sonderformen des krankhaften Schwitzens

Bedeutet dies, dass mein Schweiß erst in einem zweiten Schritt zu riechen beginnt?

Ja. Sowohl bei der ekkrinen als auch bei der apokrinen Bromhidrose entsteht der Geruch erst durch das Zusammenkommen von abgesondertem Schweiß und den auf der Hautoberfläche befindlichen Bakterien.

Bei der apokrinen Bromhidrose findet eine Zersetzung von organischen Schweißbestandteilen in der Regel durch Corynebakterien statt. Die Schweißbestandteile werden durch die Bakterien mit Hilfe von Enzymen gespalten und es kommt zu einer Ausbildung von kurzkettigen Fettsäuren und Ammoniak. Diese sind für den typischen beißenden, strengen Geruch verantwortlich.

[!] **Merke!**
Verstärkt werden kann der Schweißgeruch durch mangelnde Hygiene, auch wenn dies nicht der eigentliche Auslöser ist.

Ich merke, dass bei meinem Kind die stark feuchten Füße von einem sehr unangenehmen Geruch begleitet werden. Sollte man das behandeln?

Gerade die ekkrine Bromhidrose (an Handflächen und Fußsohlen gibt es nur ekkrine Drüsen) im Fußbereich kann bei betroffenen Kindern zu psycho-sozialen Problemen führen. Bei der ekkrinen Bromhidrose kommt es durch die ausgedehnte Schweißsekretion zu einer Aufweichung der obersten Hautschichten. Die Hornschicht wird von Bakterien zersetzt. Hierbei entstehen durch die Zersetzung des Hornmaterials Keratin ebenfalls kurzkettige Fettsäuren, die für die Geruchsbildung verantwortlich sind.

Häufig werden diese Kinder bereits im Kindergarten oder beim Sportunterricht wegen des auffälligen, unangenehmen Fußgeruchs gehänselt oder ausgegrenzt. Hier kann es auch in jungem Alter notwendig sein, die Hyperhidrose zu therapieren, um das Kind vor einer möglichen sozialen Isolierung zu schützen.

Kann starker Schweißgeruch auch ein Symptom einer schweren Erkrankung sein?

Ja, die primäre Bromhidrose ist von Körpergerüchen, die bei seltenen erblichen Erkrankungen des Amminosäurestoffwechsels vorkommen können, abzugrenzen. Ein Beispiel ist die Phenylketonurie. Hierbei treten ein typischer, nach Mäusekot riechender Schweiß und Urin auf. Insgesamt sind diese Erkrankungen jedoch extrem selten.

Was ist eine gustatorische Hyperhidrose?

Die gustatorische Hyperhidrose wird auch als Geschmacksschwitzen bezeichnet. Hierunter versteht man eine übermäßige Schweißsekretion an bestimmten Körperstellen, die während des Essens auftritt und besonders durch gewürzte Speisen hervorgerufen wird.

Wo ist die gustatorische Hyperhidrose vor allem lokalisiert?

Die schwitzenden Areale sind in der Regel im Gesichtsbereich lokalisiert. Besonders häufig sind der Nasenrücken, die Stirn, die Oberlippe und die Wangen betroffen. Es gibt auch extreme Formen, bei denen die Patienten über ein ausgedehntes Schwitzen im gesamten Kopfbereich berichten, was teilweise zum Abtropfen des Schweißes führt.

Kommt diese Form häufig vor?

Auch wenn es keine verlässlichen Daten zur physiologischen-gustatorischen Hyperhidrose gibt, so scheint sie doch recht häufig zu sein.

Ist diese Form anlagebedingt?

Wie bei den anderen Hyperhidroseformen wird auch bei der gustatorischen Hyperhidrose zwischen einem physiologischen, anlagebedingten und einem pathologischen Schwitzen unterschieden. Entscheidend bei der physiologischen Form ist, dass die Hyperhidrose ohne vorausgegangene Operation oder Trauma auftritt, also idiopathisch ist. Darüber hinaus ist beim physiologischen Schwitzen immer ein symmetrisches Sekretionsmuster vorhanden. Das heißt, es wird auf der ganzen Breite der Oberlippe oder an beiden Wangen gleichzeitig geschwitzt. Dies ist ein wichtiges Unterscheidungsmerkmal zum krankhaften (pathologischen) gustatorischen Schwitzen. Hierbei ist typisch, dass es in bestimmten Bereichen, vor allem im Kopfbereich, zu Traumen gekommen ist oder dass eine Operation häufig im Bereich der Ohrspeicheldrüse (*Glandula parotis*) in der Anamnese bekannt ist. Bei diesen Patienten löst der Verzehr von bestimmten Speisen häufig eine einseitige Hyperhidrose aus, die auf die Seite der Operation oder des Traumas beschränkt ist.

Können alle Nahrungsmittel ein Geschmacksschwitzen auslösen?

Man weiß, dass stark gewürzte Speisen diese Schwitzform besonders häufig auslösen. Aber hier bestehen deutliche individuelle Unterschiede. Typisch ist, dass viele Patienten in der Schwitz-Sprechstunde die auslösenden Speisen ihrer gustatorischen Hyperhidrose genau identifizieren können. So ist von manchen Patienten bekannt, dass beim Genuss von Chili und anderen stark gewürzten Speisen eine Hypersekretion von Schweiß im Bereich der Oberlippe und Nase auftritt.

Ich habe gehört, dass sich auch nach einer Operation am Sympathikus, der Sympathektomie, ein Geschmacksschwitzen entwickeln kann. Ist dies möglich?

Ja. Diese Nebenwirkung der Sympathektomie ist allgemein in der Literatur bekannt (siehe Kapitel 7). Genaue Zahlen über die Häufigkeit dieser Nebenwirkung fehlen, es scheint jedoch, dass das pathologische Geschmacksschwitzen in einem zweistelligen prozentualen Bereich nach der Operation auftritt. Hierbei kommt es zu einem pathologischen Geschmacksschwitzen, meist im Bereich der sympathektomierten Seite, wobei sich das Schweißareal auf den ganzen denervierten Hautbezirk ausdehnen kann. Teils ist es auch nur einseitig im Gesichtsbereich vorhanden, z. B. an der Stirn.

Was ist das sogenannte Frey-Syndrom?

Das Frey-Syndrom, auch aurikulo-temporales Syndrom genannt, beschreibt ein einseitiges pathologisches Geschmacksschwitzen im Bereich der Wange. Zugrunde liegen entweder Verletzungen im Bereich der Ohrspeicheldrüse oder eine vorausgegangene Operation an dieser Drüse. Die bis zu handflächengroßen Schweißbereiche können einhergehen mit Empfindungsstörungen des betroffenen Hautbezirks sowie teilweise mit Störungen der kleinen Hautgefäße, was zu Rötungen (Erythem) im Wangenbereich führen kann.

Wie kommt das Schwitzen hierbei zustande?

Das Frey-Syndrom ist die häufigste Form der pathologischen gustatorischen Hyperhidrose. Die genaue Ursache ist unklar, vermutet wird jedoch, dass es zu einem »falschen« Zusammenwachsen von parasympathischen Speicheldrüsenfasern und sympathischen Schweißdrüsenfasern im Rahmen von Operationen oder Verletzungen kommt.

6 Hyperhidrose und Psyche

Es gibt wohl nur wenige Erkrankungen, bei denen eine derart starke Verflechtung mit der Psyche vorliegt wie bei der Hyperhidrose. Im Folgenden soll versucht werden, diese Verflechtung aufzuzeigen und der großen Bedeutung der psychologischen Aspekte gerecht zu werden. Mögliche psychologische und/oder psychotherapeutische Therapieansätze werden daher auch in diesem Kapitel abgehandelt.

Einführungen zur Bedeutung der Psychologie im Rahmen des krankhaften Schwitzens

Eine »peinliche« Erkrankung
Inwiefern das krankhafte Schwitzen eine psychologische Belastung für den Patienten darstellt, ist sehr patientenabhängig. So gibt es Patienten, die sich in der Schwitz-Sprechstunde mit ausgedehnten Schweißrändern im axillären Bereich vorstellen, sich subjektiv jedoch nur wenig dadurch gestört fühlen. Andererseits kann bereits eine mittelgradige Hyperhidrose bei einem anderen Patienten zur Auslösung schwerer psycho-sozialer Probleme führen. Somit ist der Leidensdruck der Hyperhidrose-Patienten sehr unterschiedlich. Im allgemeinen wird jedoch berichtet, dass es sich immer noch um eine sehr schambehaftete Erkrankung handelt. Bis heute wird das krankhafte Schwitzen in der Bevölkerung oft nicht als »richtige« Erkrankung akzeptiert, sondern vielmehr nur als rein hygienisches Problem betrachtet. Das steigert natürlich noch das Schamgefühl der Betroffenen, was vielleicht erklären mag, dass sich die Patienten oft nicht einmal trauen, offen mit einem Arzt über die Problematik zu sprechen.

Der Teufelskreis Hyperhidrose
Kommt zu den sichtbaren Schweißflecken noch ein intensiver Schweißgeruch, so fühlen die Patienten sich häufig gänzlich sozial isoliert. Auch die Tatsache, dass das Ausführen manueller Arbeiten durch ausgeprägten Handschweiß teilweise eingeschränkt ist, kann die Isolation weiter för-

dern. Aus Scham wird häufig auf den in der westlichen Gesellschaft fest verankerten Handschlag zur Begrüßung oder Verabschiedung verzichtet. Vielfach berichten Patienten, dass es zu einer Art Teufelskreis aufgrund der Hyperhidrose kommt. Das Bewusstsein, dass in stressigen Alterssituationen die Hyperhidrose verstärkt auftritt, führt dazu, dass die Patienten bereits beim Gedanken an eine bevorstehende Situation, in der die Hyperhidrose sichtbar sein könnte, vermehrt schwitzen. Das vermehrte Schwitzen wiederum verstärkt das Schamgefühl, wodurch es zu einer erneuten Anspannung kommt, was wiederum zu einem verstärkten Schwitzen führt.

»Was zieh' ich an...«
Immer wieder stellen sich in der Schwitz-Sprechstunde Patienten vor, die berichten, dass sich fast ihr gesamter Alltag nur noch um die Problematik der Hyperhidrose dreht. Dies beginnt bereits morgens bei der Wahl der Bekleidung. In der Regel versuchen Hyperhidrose-Patienten ein Schwitzen im Achselbereich durch die Wahl schwarzer Kleidung zu kaschieren. Gerade junge Frauen äußern häufig in der Schwitz-Sprechstunde, dass sie sich aufgrund der Tatsache, dass ihnen nur das Tragen schwarzer Kleidung möglich ist, sehr unwohl fühlen. Oft werden zwei T-Shirts übereinander angezogen, um mit dem ersten T-Shirt einen Teil des Schweißes »abzufangen«. Das kann jedoch wiederum zu einem Wärmestau führen und die Hyperhidrose weiter fördern. Oft wird darüber hinaus bereits morgens die Achselhöhle von einigen Patienten mit Taschentüchern oder anderen saugfähigen Materialien tamponiert. Sind diese vollgesogen, erfolgt in der Regel ein Wechsel dieser Tamponaden im Laufe des Tages. Häufig hat der Hyperhidrose Patient hierzu immer einen Vorrat an Tüchern bereit.

Andere Patienten berichten wiederum, dass sie die gleichen Kleidungsstücke immer doppelt oder in dreifacher Ausfertigung kaufen, um sie im Laufe des Tages an der Arbeitsstelle zu wechseln. Damit soll ein Sichtbarwerden der Schweißflecken bzw. der stellenweise sichtbaren Salzablagerungen im axillären Bereich vermieden werden.

Mit Tricks versuchen, das Schwitzen zu verstecken
Der Einfallsreichtum der Hyperhidrose-Patienten zur Verdeckung der Symptome führt zum Teil zu außergewöhnlichen Vermeidungsstrategien. Nachstehend werden einige Beispiele aus unserer Schwitz-Sprechstunde

aufgeführt. Der eine oder andere Betroffene mag diesen oder jenen Trick wieder erkennen.

Einige Patienten nehmen in ihrer Tasche einen Fön mit zur Arbeitsstelle, um in der Mittagspause sichtbare Schweißflecken zu trocknen. Andere benutzen ausgeklügelte Methoden, um den Schweiß aufzufangen. So werden häufig Damenbinden bei axillärem Schweiß unter den Armen getragen, da deren Saugfähigkeit deutlich größer als die von Taschentüchern ist. Alternativ wird auch Löschpapier benutzt. Das Mitführen mehrerer Exemplare des gleichen Kleidungsstücks wurde bereits oben erwähnt.

Handschwitzer suchen oft immer neue Ausreden, um den alltäglichen Handschlag im Büro zu vermeiden. Erwähnt sei hierbei nur die Methode einer Patientin, die vorgab, durch ihren Tennissport oft an einer Sehnenscheidenentzündung zu leiden. Bei jedem wichtigen Treffen in der Firma legte sie einen Handverband an, um so den Handschlag mit Geschäftskunden meiden zu können.

Gibt es wissenschaftliche Untersuchungen zur sozialen Isolierung und verringerten Lebensqualität?

Ja. Zahlreiche Untersuchungen haben ergeben, dass die Lebensqualität von Hyperhidrose-Patienten massiv reduziert ist. Untersuchungen mittels standardisierter Fragebögen wie dem *Dermatology Quality Life Index (DQLI)* konnten zeigen, dass bei Hyperhidrose-Patienten die Lebensqualität zum Teil stärker reduziert ist, als bei Patienten mit schweren Hauterkrankungen wie einer Schuppenflechte oder einer Neurodermitis.

Auch zeigen Untersuchungen mittels Angstskalen, dass Patienten mit krankhaftem Schwitzen ein erhöhtes Angstniveau aufweisen. Diskutiert wird ebenfalls, ob Patienten mit Hyperhidrose eine soziale Phobie entwickeln, d.h. Angst vor sozialen Kontakten haben.

Ich schäme mich, mit meinem Arzt über das krankhafte Schwitzen zu sprechen. Ist das ungewöhnlich?

Für viele Hyperhidrose-Patienten ist ihre Erkrankung immer noch ein Tabuthema. So wird nicht nur versucht, das krankhafte Schwitzen im

Alltag vor Fremden und vor Angehörigen zu verbergen, sondern selbst der Gang zum Arzt ist für viele peinlich und unangenehm.

Dies ist sicherlich teilweise dadurch bedingt, dass das krankhafte Schwitzen in der Gesellschaft noch ein Tabuthema darstellt und für viele Laien das Schwitzen eher als Ausdruck von Unsauberkeit und mangelnder Hygiene verstanden wird. Doch nicht nur das soziale Umfeld reagiert oft unangebracht auf Hyperhidrotiker, viele Patienten fühlen sich auch von ihren behandelnden Ärzten nicht ernst genommen. »Schwitzen ist gesund«, »Das ist gut für die Hautdurchblutung« oder »Ein wenig Schwitzen hat noch keinem geschadet« sind Aussagen, die den Patienten häufig noch mehr isolieren.

> **Ein Vergleich soll die Tabuisierung der Hyperhidrose verdeutlichen:**
>
> Bei einem Knochenbruch mit nachfolgender Anlage eines Gipsverbandes stößt der betroffene Patient häufig auf Anteilnahme und Verständnis seiner Umgebung. Gerade Kinder und Jugendliche verzieren den Gipsverband gerne mit Genesungswünschen oder Bildmotiven. Ein derartiges Mitgefühl wird sich schwerlich finden, wenn ein jugendlicher Patient ein ausgeprägtes Handschwitzen aufweist. Hier werden dem Patienten von der Gesellschaft eher Ablehnung bis hin zu Ekel entgegengebracht.

Hyperhidrose und Ängstlichkeit: Ursache oder Wirkung?

Bis heute herrscht in der Wissenschaft Unklarheit darüber, ob eine Hyperhidrose durch eine Angststörung ausgelöst wird, ob sie mit einer Angststörung einhergeht oder ob die Angststörung durch die Hyperhidrose selbst hervorgebracht wird. Hierzu gibt es in der wissenschaftlichen Literatur keine abschließende Meinung. Möglich ist, dass alle drei Theorien bei Hyperhidrose-Patienten zutreffen. Unstritten ist jedoch, dass bei bereits bestehender mittelgradiger bis schwerer fokaler Hyperhidrose Charakteristika einer sozialen Angststörung vorliegen.

Das sind vor allem die Angst und das Unwohlsein vor sozialen Kontakten, bei denen die Hyperhidrose sichtbar oder fühlbar ist. Zum Zweiten konnten mehrere Studien zeigen, dass bei Hyperhidrose-Patienten eine Reduktion der sozialen Kontakte vorliegt.

Dafür, dass die Hyperhidrose Angstsymptome hervorruft, sprechen darüber hinaus Untersuchungen, die zeigen konnten, dass Patienten nach erfolgreicher Therapie häufig eine verbesserte Lebensqualität aufwiesen und die Angstsymptome abnahmen.

Ich habe das Gefühl, dass ich im Alltag viel ängstlicher bin, seit ich so stark schwitze. Kann das sein?

Wie bereits in der vorigen Frage angedeutet, ist dies selbstverständlich möglich. Starke Schweißausbrüche machen unsicher im sozialen Kontakt; dies erleben viele Betroffene als ängstliche Empfindungen oder allgemein als Ängstlichkeit. Bei besonders heftigen Schwitzattacken und bei besonders sensiblen Menschen können die Empfindungen von Unsicherheit und Ängstlichkeit sogar überhandnehmen und seelische Krankheiten auslösen wie z. B. regelmäßig auftretende Panikattacken, depressive Verstimmungen, allgemeine Ängstlichkeit oder/und soziophobische Tendenzen (siehe auch die folgende Frage zur *Soziophobie*). Dann aber ist meist professionelle Hilfe gefragt, d. h. der betroffene Patient sollte den Mut finden, sich an einen Psychotherapeuten oder Facharzt zu wenden, um geeignete psychotherapeutische und manchmal auch medikamentöse Unterstützung zu bekommen.

Mein Arzt hat gesagt, ich leide unter einer »Soziophobie«. Was ist das genau?

Wenn der betreffende Mensch sich unter Menschen und Menschenmassen nicht nur unwohl fühlt, sondern geradezu Panikattacken entwickelt, verstärkt schwitzt und aus diesem Grund kaum noch sein Zuhause verlässt, spricht man in der Medizin von einer Soziophobie.

Manchmal, wenn ich allein bin und mich ganz unbeobachtet fühle, habe ich das Gefühl, mein Achselschwitzen lässt nach und die Schweißflecken sind dadurch weniger sichtbar. Gibt es dafür eine Erklärung?

Auch hier ist die Erklärung die Beruhigung (»Downregulation«) des vegetativen Nervensystems. Sind vegetative Nerven (*Neuronen*) weniger aktiv, weil weniger Reize verarbeitet werden müssen (z. B. in Ruhephasen) produziert der Organismus weniger des Hormons Adrenalin und dies führt (über weitere komplexe Mechanismen) zu einer geringeren Schweißsekretion.

Ich habe gehört, dass Yoga helfen soll. Über welchen Mechanismus kann so etwas funktionieren?

Yoga ist eine indische philosophische Lehre, die eine Reihe geistiger und körperlicher Übungen einschließt. Wenn ihre Techniken richtig eingeübt werden, führen sie u. a. zu einer Beruhigung des vegetativen Nervensystems und damit zu einer Beruhigung starker Empfindungen und Gefühle; dies kann wiederum zu verminderter Schweißsekretion führen, wenn der Auslöser für das Schwitzen hauptsächlich Affekte und Emotionen wie Ängstlichkeit, Unsicherheit etc. waren. Ist der Hauptgrund für die Hyperhydrosis allerdings vorwiegend genetischer Natur, vermögen Yoga-Techniken zwar die allgemeine Lebensqualität zu verbessern, Auswirkungen auf starkes Schwitzen sind dann allerdings weniger zu erwarten.

Kann autogenes Training helfen und wie funktioniert das?

Der Mechanismus beim autogenen Training ist dem der Yoga-Techniken ähnlich: Autogenes Training ist eine Methode der Selbstbeeinflussung, der Autosuggestion mit Hilfe sogenannter *formelhafter Vorsatzbildungen*, d. h. eine Form der Selbsthypnose. Dabei wird das Ziel verfolgt, sich selbst in einen Zustand der Entspannung zu versetzen. Formeln und Sätze werden aber nicht vom Therapeuten vorgesagt. Vielmehr hat jeder Übende seine eigenen Formeln, mit denen er sich beeinflusst. Diese werden in Gedanken ausgesprochen. Die eigene Formulierung ist hierbei wichtig, da sonst nicht eindeutig ausgeschlossen werden kann, dass eine Hypnose durch den Arzt

Hyperhidrose und Psyche

oder Therapeuten stattfindet und der Übende zuhause den entspannten Zustand nicht selbst herbeiführen kann. Die Aktivität des vegetativen Nervensystem wird bei dieser Technik herunterreguliert, der Übende selbst wird ruhiger und die Schweißsekretion kann vermindert werden. Das autogene Training kann an Volkshochschulen oder bei den Krankenkassen erlernt werden. Diese bieten hierzu oft kostenlos Abendkurse an.

Eine Freundin hat mir Beruhigungstabletten (Sedativa) empfohlen. Diese hätten bei ihrem Handschwitzen geholfen. Wie ist diese Tabletten-Therapie zu bewerten?

Beruhigungstabletten wirken, wie schon der Name sagt, meist über die Substanz Diazepam (Valium®) oder chemisch dem Diazepam verwandte Stoffe (mit Ausnahme von nicht verschreibungspflichtigen, pflanzlichen Präparaten wie z. B. Baldrian.) wie Lorazepam (Tavor®) oder Bromazepam (Normoc®) beruhigend, d. h. sedierend auf bestimmte Teile des Gehirns (Sympathikus und Parasympathikus als Schaltzentralen des vegetativen Nervensystems) und können daher tatsächlich die Schweißproduktion – so diese durch Unsicherheit, Nervosität oder Ängstlichkeit ausgelöst wird – reduzieren oder gar verhindern. Allerdings ist bei der Einnahme von verschreibungspflichtigen Sedativa generell Vorsicht geboten: *Alle* sofort nach Einnahme wirkenden Sedativa haben ein Suchtpotential und sollten daher nur als Ultima Ratio angewandt werden, wenn nicht-substanzgebundene Interventionen (wie z. B autogenes Training oder allgemeine Entspannungstechniken und Verhaltenstherapie) sich als nicht effektiv erwiesen haben. Zu bedenken ist außerdem, dass nach dem Absetzen von Sedativa häufig Entzugserscheinungen auftreten; zu diesen gehören aber u.a. motorische Angstzustände und Schweißausbrüche. Somit ist die Anwendung von Sedativa zur Behandlung von starkem Handschwitzen ohne psychologische Begleittherapie eher als Kunstfehler einzuordnen.

Sind Psychopharmaka überhaupt eine sinnvolle Therapieoption bei Hyperhidrose?

In besonders schweren Fällen können Sedativa kurzfristig und über einen relativ überschaubaren Zeitraum (nicht länger als vier Wochen) bei starkem Schwitzen hilfreich sein, wenn die Schweißausbrüche ausschließlich durch seelische Gründe (Unsicherheit, Ängstlichkeit, Nervosität, Prüfungsstress) ausgelöst werden und im Rahmen einer hochfrequenten Psychotherapie begleitend gegeben werden. Auf keinen Fall aber sollten Beruhigungsmittel allein ohne psychologische Begleittherapie (Entspannungsverfahren oder/und Verhaltenstherapie) angewandt werden.

Eindeutig abzulehnen ist hingegen die Anwendung von Antidepressiva aller Klassen (trizyklisch wirkende Substanzen, MAO-Hemmer, SSRI) zur Behandlung der Hyperhidrose, da diese Substanzen in der Regel die Schweißsekretion verstärken. Sie sind zur ausschließlichen Behandlung der Hyperhidrose kontraindiziert.

Kann mir vielleicht eine Hypnose helfen?

Eine Hypnosetherapie (eine Methode zur konzentrativen Tiefenentspannung) kann hilfreich sein, setzt aber in der Regel mehrere Sitzungen bei einem Facharzt für Psychiatrie, Neurologie oder einem Psychologischen Psychotherapeuten mit Zusatzausbildung zur Hypnotherapie voraus. Die medizinische Hypnose darf jedoch nicht mit den Show-Hypnosen der Medien verwechselt werden. Deren oft berichtete Wunderheilungen sind unseriöse Darstellungen meist unwahrer Sachverhalte. Wir müssen dabei auch daran erinnern, dass Sigmund Freud einst die Psychoanalyse als erste psychotherapeutische Technik entwickelte, weil er seinerzeit erkennen musste, dass Hypnose als alleinige Therapieform nur kurzfristige Heilerfolge erzielte, aber nicht nachhaltig seelische und psychosomatische Erkrankungen heilen konnte. Diese Erkenntnis aber gilt noch heute, d. h. von Hypnose ohne psychotherapeutische Begleittherapie ist abzuraten, unabhängig davon, was in den Medien darüber berichtet wird.

Mein Arzt hat mir gesagt, er könnte sich vorstellen, dass eine Psychotherapie bei mir Erfolg hat. Was hat das mit meinem Schwitzen zu tun? Ich bin doch nicht »verrückt«!

Psychotherapie ist eine medizinisch-psychologische Behandlung nicht für »Verrückte«, sondern für Menschen, die, wie wir alle im Laufe unseres Lebens, von Zeit zu Zeit unter sehr belastenden beruflichen oder seelischen Umständen leiden und ohne professionelle Hilfe oft nicht mehr weiter wissen. Hier kann die Psychotherapie helfen, Klarheit zu schaffen, Krankheitsbewältigungsstrategien aufzubauen, eine depressive Verstimmung zu heilen und vieles mehr. Wenn die Hyperhidrose nicht ausschließlich genetisch bedingt ist, sondern körperlicher Ausdruck einer Nervosität, einer Ängstlichkeit oder Schüchternheit, dann kann eine Psychotherapie hilfreich sein, wobei wir hier natürlich auch weiter fragen müssen, welche Form der Psychotherapie bei der Hyperhidrose effektiv eingesetzt werden kann.

Welche Formen der Psychotherapie gibt es und welche sind sinnvollerweise bei bestimmten Hyperhidroseformen einsetzbar?

Eine kognitive Verhaltenstherapie in Verbindung mit verschiedenen Entspannungsverfahren (auch Hypnotherapie) kann erfolgreich bei der Behandlung der Hyperhidrose angewandt werden. Es können auch eine Gesprächstherapie oder eine tiefenpsychologisch orientierte Behandlung erfolgreich sein, dies hängt aber vom Einzelfall ab (welche psychischen Erkrankungen oder Belastungen sind außerdem vorhanden etc.). Die Entscheidung darüber muss der Facharzt treffen.

Ist Psychotherapie das gleiche wie Verhaltenstherapie?

Nein, es gibt viele psychotherapeutische Verfahren (der Markt hierfür ist unüberschaubar groß und einzelne Verfahren oft nicht seriös und ärztlich fundiert), aber es werden nur die Verhaltenstherapie und verwandte Verfahren sowie tiefenpsychologisch orientierte Therapieverfahren von den gesetzlichen und den privaten Krankenkassen übernommen. Diese Verfahren sind am besten durch Studien erforscht und ihre Wirksamkeit ist bewiesen. Das praktische Procedere, wenn sich ein Patient entscheidet, eine Psychotherapie zu machen, sieht in Deutschland zur Zeit (Stand Mai 2008) wie folgt aus: Am Anfang steht der Anruf bei der jeweiligen gesetzlichen oder privaten Krankenkasse. Diese schickt dem Patienten eine Liste mit Namen approbierter und von der Kassenärztlichen Vereinigung anerkannter Psychologischer Psychotherapeuten zu (in der Regel fünf oder sechs Namen von Verhaltenstherapeuten und tiefenpsychologisch orientierten Psychotherapeuten). Dann folgt eine kleine Geduldsprobe: Der interessierte Patient sollte bei möglichst vielen der ihm genannten Therapeuten anrufen und sich einen Ersttermin geben lassen. Theoretisch hat der Patient das Recht und die Möglichkeit, bei all den genannten Psychotherapeuten bis zu fünf Sitzungen – die sogenannten probatorischen Sitzungen – in Anspruch zu nehmen, bis er sich dann für einen Therapeuten entscheidet. Doch sind die Wartelisten leider oft lang, was mitunter zu Wartezeiten von einigen Monaten bis zu einem Jahr führen kann. Nach den fünf probatorischen Sitzungen stellt daraufhin der Psychotherapeut bei der Kassenärztlichen Vereinigung einen Antrag auf Psychotherapie, der dann in der Regel nach 2 – 4 Wochen genehmigt wird. (Je nach Technik umfassen die genehmigten Sitzungen 20, 40, 60 oder 80 Stunden, bei den tiefenpsychologischen Interventionen sind es meist über 100 Sitzungen.)

Gibt es vielleicht einfache psychologische Tricks, die ich zu Hause (z. B. vor stressigen Situationen) anwenden kann?

Es gibt eine umfangreiche Ratgeberliteratur zur Bewältigung von stressigen Situationen. Die meisten Autoren formulieren Vorschläge und Tricks, die hilfreich sind, wenn das Leiden (sowohl die Schweißneigung als auch das seelische Leid) nicht das psychologische Normalmaß überschreitet. Sobald sich jedoch die Schweißneigung zur behandlungsbedürftigen Hyperhidrose entwickelt oder sich das seelische Leid zur grundlegenden Ängstlichkeit, Depression oder Soziophobie ausweitet, helfen diese Tricks leider nicht weiter. Dann ist die Hilfe eines Fachmannes oder einer Fachfrau erforderlich.

7 Therapieformen der Hyperhidrose

Welche Therapie eignet sich zur Behandlung meiner Hyperhidrose?

Dies ist häufig die erste Frage, die Patienten in einer Schwitz-Sprechstunde stellen. Gerade das Krankheitsbild der Hyperhidrose ist jedoch nicht mit ein und derselben Therapie für alle Patienten zu behandeln. Das jeweilige therapeutische Vorgehen muss nach eingehender Erhebung der Krankengeschichte und der genauen Diagnose der speziellen Form der Hyperhidrose individuell am Patienten ausgerichtet sein. Hierbei spielen viele Faktoren eine Rolle und determinieren das zu wählende therapeutische Schema. Dabei sind die Lokalisation und die Intensität des Leidens, der Leidensdruck des Patienten, sein Alter sowie die Größe des hyperhidrotischen Areals von Bedeutung (vgl. Tab. 3). So kann es bei Patienten zu einem kombinierten Auftreten von verschiedenen schwitzenden Körperarealen kommen, bei denen dann vielleicht eine andere Therapie zu wählen ist als bei streng isolierten Schwitzformen an einer Körperstelle.

Auch ist entscheidend, inwiefern der Patient bereits Vortherapien hinter sich hat. Kann anhand der Krankengeschichte genau aufgezeigt werden, dass eine bestimmte Therapie trotz korrekter Anwendung keinen Erfolg brachte, so ist es gegebenenfalls nötig, auf eine erneute Initiierung der zuvor missglückten Therapie zu verzichten. Auch die Mitarbeit des Patienten ist wichtig für die jeweilige Therapiewahl. Es gibt Therapien, die eine gute Mitarbeit des Patienten erfordern und teilweise sowohl zeitlich als auch technisch aufwendiger sind als andere Therapieformen. Auch kann es sein, dass eine einzelne Therapie bei bestimmten Patienten nicht ausreichend ist. So kann es notwendig werden, verschiedene Therapieformen zu kombinieren, um das gewünschte Ergebnis zu erzielen.

[!] **Merke!**
Bis heute gibt es nicht die perfekte und 100-prozentig funktionierende Therapieform der Hyperhidrose. Jede Therapie hat ihre Vor- und Nachteile

und diese müssen ausgiebig und eingehend mit den Patienten vor der Einleitung besprochen werden.

Tabelle 3: Therapieformen der verschiedenen primären fokalen Hyperhidrosen unterteilt nach der Lokalisation des krankhaften Schwitzens. Nach Versagen von allgemeinen Verhaltensmaßnahmen wird in der Regel mit den erstgenannten Therapieoptionen begonnen. Ggf. ist die Kombination von verschiedenen konservativen Verfahren sinnvoll. Dies muss individuell entschieden werden. Operative Verfahren sollten als *Ultima Ratio* bei Versagen der konservativen Optionen gelten.

Hyperhidrosis axillaris	Hyperhidrosis manuum	Hyperhidrosis pedum
1. Antitranspirantien	1. Antitranspirantien	1. Antitranspirantien
2. Anticholinergika	2. Iontophorese	2. Iontophorese
3. ggf. Kombination	3. Anticholinergika	3. Anticholinergika
4.a Botulinumtoxin	4. ggf. Kombination	4. ggf. Kombination
4.b lokale Operation	5. Botulinumtoxin	5. Botulinumtoxin
	6. Endoskopisch transthorakale Sympathektomie (ETS)	

Mein Arzt hat von einer Stufen-Therapie gesprochen. Worum handelt es sich dabei?

Patienten mit einer Hyperhidrose sollten im Rahmen einer Stufen-Therapie behandelt werden. Das heißt, dass zu Beginn mit der am wenigsten invasiven Therapie begonnen wird. Ist diese nicht erfolgreich, so wird auf der Therapieleiter eine neue Stufe erklommen und eine stärkere Therapie eingeleitet. Das geschieht so lange, bis das geeignete Therapiekonzept für den Patienten gefunden wurde (Abb. 17).

Wie sieht ein Beispiel zur erfolgreichen Stufentherapie aus?

Ein Patient stellt sich bei seinem behandelnden Arzt mit einer primären axillären Hyperhidrose vor. Der Patient gibt an, dass die primäre Hyperhidrose ihn mittelgradig belaste und in stressigen Situationen stellenweise

Therapieformen der Hyperhidrose 75

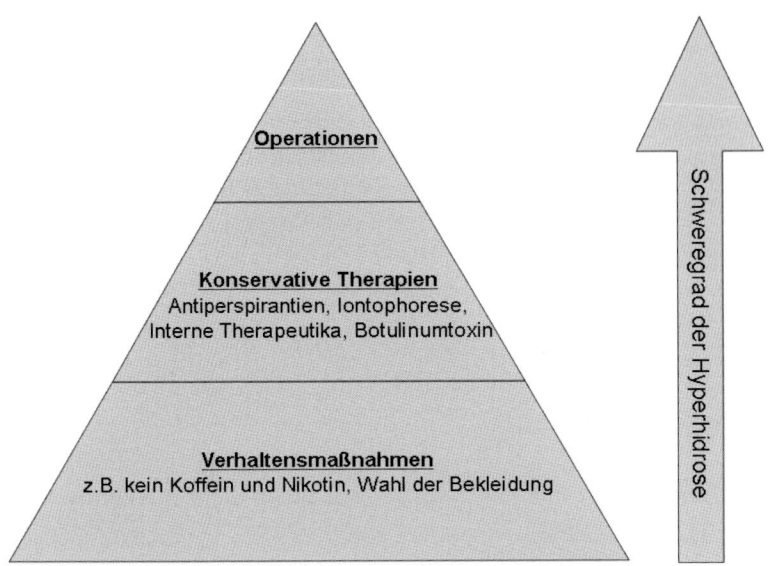

Abbildung 17: Pyramiden-Diagramm der Stufentherapie bei primärer Hyperhidrose. Zu Beginn wird versucht, mittels Verhaltenstherapie eine Verbesserung zu erreichen. Daran schließen sich konservative Therapien an. Falls auch diese keinen Erfolg bringen, kann in einem letzten Schritt eine operative Behandlung erwogen werden.

zur sichtbaren Schweißfleckenbildung an der Kleidung führe. Auffällig ist, dass die Hyperhidrose besonders stark nach dem täglichen Genuss von Kaffee erfolgt. Aufgrund des Trigger-Faktors Koffein und einem mittleren Schweregrad schlägt der behandelnde Arzt zuerst eine Verhaltensmaßnahme (Verzicht auf Kaffee) sowie eine äußerliche Anwendung eines Antitranspirants vor. Mit dieser Kombination kommt es für den Patienten zu einer zufriedenstellenden Reduktion der Hyperhidrose. In diesem Fall hat also die einfache Verhaltensänderung (= erste Stufe der Therapie) sowie die nebenwirkungsarme Therapie der externen Auftragung eines Antitranspirants (= zweite Stufe der Therapie) bereits zu einem zufriedenstellenden Therapieerfolg geführt. Hier wäre eine sofortige invasive Therapie, z. B. eine Operation zur Entfernung der Schweißdrüsen, nicht indiziert gewesen.

Sind alle Therapieformen der Hyperhidrose durch wissenschaftliche Studien belegt oder in ihrer Effektivität bewiesen?

Nein. Zwar gibt es eine Reihe von Therapieformen, die durch klinische Studien analysiert wurden. Dies gilt jedoch nur für einen Teil der Therapieformen. Für viele Therapien liegen nur kleinere Fallserien, Fallberichte oder nicht-kontrollierte Studien vor. Im Folgenden sollen hingegen alle aktuell verfügbaren Therapien besprochen und erläutert werden. Je nach Indikation haben sie dabei einen mehr oder weniger festen Stellenwert in der Therapie der Hyperhidrose.

7.1 Verhaltensmaßnahmen

Wie kann ich mit meinem täglichen Verhalten die Hyperhidrose günstig beeinflussen?

Es gibt eine Reihe von allgemeinen Maßnahmen, die der Hyperhidrose-Patient einhalten kann, um die Symptome des krankhaften Schwitzens zu reduzieren. Häufig wirken sich diese Maßnahmen günstig aus, jedoch sind sie in der Regel nicht geeignet, allein für eine suffiziente Reduktion der Hyperhidrose zu sorgen. Sie sind daher vor allem als unterstützende Maßnahme einer parallel laufenden Therapie anzusehen und stellen zusammen mit der körperlichen Hygiene die Basis der Stufentherapie dar.

- Liegt bei dem betroffenen Patienten ein bekannter Auslöser vor, wie z. B. eine Triggerung der Hyperhidrose durch heiße Getränke, so sollten diese weniger konsumiert werden.
- Neben einer Gewichtsreduktion, die sich bei Übergewicht positiv auf das Schwitzen auswirken kann, sollte der Betroffene nach Möglichkeit keine sehr ausgedehnten Mahlzeiten zu sich nehmen, sondern eher klein portionieren.
- Häufig reagieren Hyperhidrose-Patienten auf scharf gewürzte Speisen mit einer verstärkten Sekretion. Nach Möglichkeit sind sie daher aus dem Speiseplan zu entfernen bzw. zu reduzieren.
- Einen nicht zu vernachlässigenden Einfluss auf das Schwitzen haben die bekannten Genussgifte Koffein und Nikotin.

Verhaltensmaßnahmen

- Auch Alkohol kann das Schwitzen fördern. Alkoholismus zeigt sich oft sogar durch eine generalisierte Hyperhidrose.

Die Krux mit der Zigarette

Immer wieder berichten Patienten in der Schwitz-Sprechstunde, dass gerade Zigaretten zu einer Verstärkung der Hyperhidrose führen können. Unglücklicherweise versuchen viele Patienten in angespannten Situationen durch eine Zigarette die Nerven zu beruhigen, was jedoch einen zusätzlichen, negativen Effekt auf die Symptomatik hat, da hierbei sowohl die Stresssymptomatik als auch das Nikotin zu vermehrtem Schwitzen führen.

Kann ich mit Sport etwas gegen meine Hyperhidrose tun?

Prinzipiell sind Ausdauersportarten dazu geeignet, einen positiven Einfluss auf das vegetative Nervensystem auszuüben. Hierbei ist von entscheidender Bedeutung, auf die Regelmäßigkeit der Bewegung zu achten. Als Sportarten bieten sich besonders Joggen, Walking, Fahrrad fahren und Schwimmen an.

[!] **Merke!**
Lieber 3 × pro Woche 30 Minuten Sport als 1 × pro Woche 90 Minuten.

Können Saunagänge oder Wasseranwendungen hilfreich sein?

Zusätzlich zur sportlichen Betätigung können physikalische Therapien wie Saunagänge oder auch der Besuch von Kneipp-Bädern eine Art »Training« der Schweißdrüsen ermöglichen. Der genaue Wirkmechanismus ist hierbei nicht vollständig geklärt, es ist jedoch bekannt, dass regelmäßige Saunagänge vor allem der *Abhärtung* gegen Erkältungskrankheiten dienen und auch bei einigen Erkrankungen als therapeutische Anwendung genutzt werden, beispielsweise bei Störungen des *vegetativen Nervensystems*. Die genaue Durchführung von Saunagängen mit den obligatorischen Pausen ist in der entsprechenden Literatur nachzulesen.

Wassertreten, ein Verfahren bei dem die Patienten ein Becken mit kniehohem, kaltem Wasser durchstapfen, sowie Kneipp'sche-Güsse sollen das vegetative Nervensystem ebenfalls positiv beeinflussen.

[**!**] **Merke!**
Patienten mit Herz- Kreislauferkrankungen sollten vor Saunagängen den Rat ihres Hausarztes einholen.

Kann auch traditionelle chinesische Medizin (TCM) helfen?

Das ganze Feld der TCM in Bezug auf einen möglichen positiven Effekt bei Hyperhidrose abzuhandeln, würde den Rahmen dieses Buches sprengen.

Es sei jedoch erwähnt, dass bei der TCM vor allem die Akupunktur und die Moxibustion (Erwärmung von bestimmten Körperpunkten) zur Behandlung der Hyperhidrose eingesetzt werden. Ein wissenschaftlicher Beleg für die Effektivität der beiden Verfahren bei der Behandlung des krankhaften Schwitzens fehlt jedoch bis heute.

Hilft Stressvermeidung?

In vielen Lehrbüchern ist die Vermeidung von Stress oder die Anleitung zur Selbstentspannung als therapeutische Möglichkeit angegeben. Prinzipiell sind Techniken zur Stressvermeidung sehr zu empfehlen und sollten sich positiv auf das Schwitzen auswirken. Leider zeigt der klinische Alltag, dass derartige Methoden, wie z. B. autogenes Training oder Yoga, nicht ganz einfach durchzuführen sind. Siehe hierzu auch Kapitel 6.

Hat die Wahl meiner Kleidung einen Einfluss auf das Schwitzen?

Luftundurchlässige Textilien, vor allem aus Kunstfasern, können zu einem Wärmestau führen, der die Symptomatik der Hyperhidrose deutlich verstärken kann. Besonderen Einfluss kann die Kleidung auf die Hyperhidrosis axillaris, die Hyperhidrosis pedum sowie bei bestehender kompensatorischer Hyperhidrose nach einer Sympathektomie haben. Bei der Hyperhidrosis axillaris ist es sinnvoll, Naturfasern aus Baumwolle und Leinen zu tragen.

Bei einer Hyperhidrosis pedum ist darauf zu achten, dass das Schuhmaterial keine Gummi- oder Kunststoffe enthält. Lederschuhe oder gegebenenfalls Schuhmaterial aus Naturfasern sind vorzuziehen. Wenn es die Umgebungstemperatur zulässt, können auch Sandalen getragen werden. Darüber hinaus ist die Wahl der Strümpfe für betroffene Patienten wichtig. Auch hier sollte streng auf Kunstfasern verzichtet und statt dessen auf Baumwollsocken zurückgegriffen werden, welche täglich gewechselt werden müssen.

[!] **Merke!**
Gerade bei einer Hyperhidrosis pedum ist Kochwäsche empfehlenswert. Außerdem sollte man die getragenen Schuhe vor dem erneuten Anziehen unbedingt ganz trocknen lassen. Ggf. können die Schuhe auch von innen mit einem Puder getrocknet werden.

Ich leide unter einer starken kompensatorischen Hyperhidrose am Rumpf. Welche Kleidung ist für mich sinnvoll?

Für Patienten, die an einer kompensatorischen Hyperhidrose am Rumpf nach erfolgter Sympathekomie leiden, hat die Wahl der Bekleidung eine besondere Bedeutung. Hier kann es neben der Benutzung von Naturfasern sinnvoll sein, spezielle Bekleidung aus dem Sport/Outdoor-Bereich zu tragen. Es gibt Materialien, die Feuchtigkeit gut von innen nach außen ableiten und somit für ein trockeneres Klima an der Körperoberfläche sorgen.

[!] **Merke!**
Die Therapie der kompensatorischen Hyperhidrose gestaltet sich oft sehr schwierig.

Wie kann meine tägliche Hauthygiene aussehen?

Die Hautreinigung bei Hyperhidrose-Patienten ist ein zweischneidiges Schwert. Aufgrund der starken Sekretion mit möglicher Geruchsbelastung ist mindestens einmal täglich eine Hautreinigung erforderlich. Die

Erfahrung zeigt jedoch, dass ein Großteil der Betroffenen mehrmals täglich die schwitzenden Areale reinigt. Handelsübliche Seifen können durch das viele Waschen den Säuremantel der Haut zerstören. Es ist besser mit sogenannten Syndets zu arbeiten, die neben der reinigenden Wirkung auch einen gewissen antimikrobiellen Effekt haben. Dies bedeutet, dass eine wesentliche Ursache des Schweißgeruchs, nämlich die bakterielle Zersetzung von Schweißbestandteilen, reduziert wird. Ein Beispiel für derartige Waschsyndets sind Dermowas® oder Sebamed®.

[!] **Merke!**
Der Patient sollte darauf achten, dass es nicht zu einer starken Austrocknung der Haut kommt. Ist dies der Fall, kann es sein, dass die Hautreinigung zu übertrieben oder falsch durchgeführt wurde. Dies ist häufig bei Patienten mit einer Hyperhidrose der Hände zu beobachten, wo es zu ausgeprägten Austrocknungsekzemen bis hin zu Waschzwängen kommen kann. Patienten, die bereits zuvor an trockener Haut oder Ekzemen (z. B. Neurodermitis) leiden, sind stärker gefährdet.

Soll ich die Achselhaare rasieren?

Die Rasur kann einen positiven Einfluss auf den Schweißgeruch haben, da zum einen die »Wärmekissenbildung« durch das Achselhaar verhindert wird und zum anderen Bakterien nicht an den Haarschäften haften können.

[!] **Merke!**
Viele Deodorantien wirken reizend, wenn sie direkt nach einer Nassrasur aufgetragen werden. Hier sollte zwischen Nassrasur und Auftragung von Deodorantien oder Antitranspirantien eine gewisse Zeitspanne zur Hautberuhigung liegen. Alternativ zur Nassrasur bietet es sich an, mit einem Trockenhaarschneider das Haar auf 1 mm Länge zu kürzen.

7.2 Deodorantien

Was ist ein Deodorant?

Deodorantien sind dazu konzipiert, durch enthaltene Geruchsstoffe und antibakterielle Zusatzstoffe den Schweißgeruch zu reduzieren bzw. zu überdecken. Deodorantien bewirken nicht primär eine Reduktion der Schweißproduktion. Also wird nur die Folge des Schwitzens durch Deodorantien abgemildert.

Deodorantien sind in unterschiedlichen Formen als Deo-Stifte, Roller, Sprays, Pumpsprays, Cremes oder Lotionen erhältlich.

Welches Deodorant wirkt am besten gegen Schwitzen?

Welches Deodorant für wen geeignet ist, entscheidet sich vor allem durch individuelle Vorlieben der Applikation und der in der Regel durch Parfümöle induzierten Geruchsrichtung.

Können Deodorantien Nebenwirkungen haben?

Ja. Alkoholische Zusätze können reizend auf die Haut wirken. Dies kann sich als Brennen bis hin zu Ekzemen äußern. Auf bestimmte Zusätze in den Deodorantien (v. a. Geruchsstoffe) können Patienten auch allergische Kontaktekzeme entwickeln.

Als sehr seltene Nebenwirkung, die bei der neueren Generation von Deodorantien weniger beobachtet wird, sind die »Deodorantgranulome« zu nennen. Dies sind kleine stecknadelkopfgroße, teils leicht gerötete Knötchen in der Axilla.

Was sind Mineralsteine?

In den letzten Jahren sind unter den Deodorantien immer mehr Mineral-Deos (Kristall-Deos, Mineralstein-Deos) in Mode gekommen. Obwohl sie vom Namen her zu den Deodorantien gerechnet werden, bewirken sie durch den Mineralstein eine Reduktion des Schwitzens. Daher sind sie eigentlich eher den Antitranspirantien zuzuordnen. Unterschiedliche Kristalle werden für die Herstellung benutzt. Häufig findet man als Basis Alaunstein. In der Regel enthalten diese Mineral-Deos keinen Zusatz von Geruchs- oder Konservierungsstoffen, alternativ gibt es jedoch auch parfümierte Mineralsteine. Hier ist das Risiko einer möglichen Kontaktallergie allerdings erhöht. Je nach Anwendung soll die Haltbarkeit eines Mineral-Deos zwischen sechs und zwölf Monaten betragen.

[!] **Merke!**
Es kann durch die Anwendung von Antitranspirantien und Mineral-Deos zu Verfärbungen der Haut und Wäsche kommen. Als Nebenwirkungen können darüber hinaus Hautreizungen und Ekzeme auftreten.

Ich habe gehört, man kann schwitzende Körperteile auch einpudern. Wie funktioniert das?

Das Prinzip der Puderanwendung beruht darauf, dass Puder Schweiß aufsaugen kann und dadurch gegebenenfalls Gerüche bindet. Das ist das Therapieziel bei Pudern auf Talkumbasis, die keine weiteren Bestandteile enthalten.

Darüber hinaus gibt es auch spezielle Puder für Hyperhidrose-Patienten, denen in der Regel Aluminiumverbindungen beigemischt sind. Hierbei kann die Konzentration der Aluminiumverbindungen variieren. Durch die Applikationsmethode des Puders lassen sich auch sonst schlecht erreichbare Körperteile gut abdecken. So ist das Pudern besonders gut für Patienten mit einer Hyperhidrosis pedum geeignet, die den Fußbereich und auch die Zehenzwischenräume hiermit komplett behandeln können.

Was für Nachteile kann Puder haben?

Ein Nachteil der Puder ist, dass es gegebenenfalls aufgrund von Verklumpungen zur Bröckchenbildung kommen kann. Diese können zum einen zur leichten Hautirritation führen, zum anderen zur Verschmutzung der darüber liegenden Kleidung.

7.3 Antitranspirantien

Was ist der genaue Unterschied zwischen einem Deodorant und einem Antitranspirant?

Während Deodorantien lediglich die Folgen des Schwitzens überdecken, greifen Antitranspirantien im Bereich der Schweißdrüsenausführungsgänge an. Somit werden nicht die Folgen des bereits ausgetretenen Schweißes behandelt, sondern die Absonderung des Schweißes selbst.

Welches ist das am häufigsten angewandte Antitranspirant?

Die am häufigsten in Antitranspirantien enthaltenen Wirkstoffe sind Metallsalze, bei denen es sich fast immer um Aluminiumsalze handelt. Die bekannteste Verbindung ist das Aluminiumchlorid-Hexahydrat, welches im europäischen Raum der am häufigsten benutzte Wirkstoff ist.

Wie wirken die Aluminiumsalze gegen das Schwitzen?

Die Präparate führen zu einem Verschluss des Ausführungsganges der Schweißdrüsen. Dieser Mechanismus wird auch als »*Korken- oder Pfropftheorie*« bezeichnet. Im Bereich der Hornschicht kommt es zu einer Eiweißkoagulation und im Anschluss daran setzt sich ein Polysacharid-Aluminium-Pfropf in den Ausführungsgang. Einige mikroskopische Untersuchungen konnten sogar zeigen, dass sich die Schweißdrüsen unter der Therapie verkleinern.

Gibt es Antitranspirantien frei verkäuflich?

Antitranspirantien sind frei verkäuflich als Fertigpräparate zu erhalten. Sie können jedoch auch vom behandelnden Arzt über ein Individual-Rezept (magistrale Rezeptur) verordnet und vom Apotheker für den Patienten speziell hergestellt werden. Der Vorteil dieser magistralen Rezeptur liegt darin, dass sowohl die Wirkstärke als auch die Darreichungsform (Creme, Spray etc.) individuell auf den jeweiligen Patienten zugeschnitten werden kann, was häufig von Vorteil ist.

Kommt für mich jede Darreichungsform in Betracht?

Bei der Wahl der Darreichungsform und der Konzentration der Metallsalze ist eine Reihe von Punkten zu beachten, um für den einzelnen Patienten ein möglichst gutes Therapieergebnis zu erreichen. So kann es sein, dass einige Patienten eine alkoholische oder wässrige Lösung als angenehmer empfinden als ein Gel oder eine Paste. Die Erfahrung in der Schwitz-Sprechstunde zeigt, dass es jedoch auch Patienten gibt, die eine wässrige Lösung ablehnen, da sie ihnen häufig das Gefühl einer feuchten, verschwitzten Achselregion gibt, wodurch der Gedanke an die bestehende Hyperhidrose verstärkt wird. Bei diesen Patienten ist häufig die Anwendung einer Creme oder Paste vorteilhaft.

Gibt es unterschiedlich stark wirksame Produkte?

In der Regel wird die Wirksamkeit über den prozentualen Anteil der Aluminiumsalze gesteuert. Die Wahl der Konzentration der enthaltenen Aluminiumsalze hängt hierbei zum einen von der Lokalisation des krankhaften Schwitzens und zum anderen von dem Schweregrad der Hyperhidrose ab.

Was für Konzentrationen sind üblich?

In der Regel wird bei einer Hyperhidrosis axillaris mit einer Konzentration von 10 bis 15 % begonnen. Je nach Therapieerfolg kann auf 20 bis maximal 30 % gesteigert werden. Die Erfahrung zeigt jedoch, dass ab 20 % die Rate an Nebenwirkungen im betroffenen Hautbereich ansteigt. Im Bereich der Handflächen und der Fußsohlen kann hingegen mit einer höheren Konzentration begonnen werden (z. B. 20 %). Falls diese nicht ausreicht, so kann hier in der Regel problemlos auf 30 % gesteigert werden.

Antitranspirantien

Merke!
Es hat sich bewährt, zuerst mit geringen Konzentrationen zu beginnen und sich langsam an die notwendige Dosis des jeweiligen Patienten heranzutasten.

Wirken diese Mittel sofort?

Nein. In der Regel sind einige Tage Anwendung notwendig, bevor sich eine Reduzierung der Schweißsekretion einstellt.

Wie wende ich die Antitranspirantien genau an?

Entscheidend ist, dass die Produkte mit Metallsalzen nicht wie bei einem Deo üblich morgens aufgetragen werden, sondern vor dem Zubettgehen. Der Grund hierfür ist ganz einfach: Es soll ja zu einem Verschluss der Schweißdrüsenausführungsgänge kommen. Nun ist bekannt, dass Patienten mit einer fokalen Hyperhidrose während der Schlafphase nicht schwitzen. Die hierbei trockene Hautregion ist Voraussetzung dafür, dass die Metallsalzverbindungen wirken können, denn erst auf trockener Haut können sie einen genügenden Pfropf bilden. Werden sie morgens oder tagsüber angewandt, wenn der Patient schwitzt, wird der Wirkstoff hingegen einfach »weggespült«. Darüber hinaus ist bekannt, dass die Metallsalze zu einer Verfärbung und Zerstörung von Textilien führen können. Auch dies spricht gegen eine Anwendung am Tage.

Merke!
Um auch die Nachtbekleidung nicht zu beschmutzen bzw. zu zerstören, empfiehlt es sich, das aufgetragene Antitranspirant vollständig antrocknen zu lassen, bevor Schlafkleidung angelegt wird.

Muss ich die Präparate jeden Tag anwenden?

Zu Beginn sollte eine tägliche Anwendung der Produkte erfolgen. Ist eine Reduktion des Schwitzens zu beobachten, kann die Frequenz der Anwendungen reduziert werden. Häufig werden die Patienten angehalten, dann nur jeden zweiten Abend das Produkt aufzutragen. Reicht dies aus, kann versucht werden, die Anwendung auf einmal wöchentlich zu beschränken. Ist hierunter jedoch wieder eine vermehrte Schweißneigung zu beobachten, muss das Produkt wieder häufiger angewendet werden.

Ich habe versucht, Aluminiumsalz-Produkte anzuwenden. Leider haben sie meine Haut zu sehr gereizt und ich musste sie absetzen. Ist das ein häufiges Problem?

Insgesamt ist die Therapie mit Metallsalzen eine risiko- und nebenwirkungsarme Therapie. Schwere Nebenwirkungen sind so gut wie nie zu beobachten. Jedoch ist die häufigste Ursache für einen Abbruch der Therapie eine Hautreizung durch das Metallsalz. Der typische klinische Befund ist ein Brennen, das von den Patienten nach Auftragen der Substanz geäußert wird. Teilweise treten auch deutliche Rötungen auf. In schwersten Fällen kann die Haut »offen« und »wund« werden.

Gibt es keine Möglichkeit, die Aluminiumsalze verträglicher zu machen?

Oft wird die Therapie mit Metallsalzen zu früh abgebrochen. Im Folgenden sollen einige Tipps für eine bessere Verträglichkeit gegeben werden:

1. Wenn es zu Irritationen und Brennen kommt, sollte die Therapie zunächst für einige Tage unterbrochen werden.
2. Bessert sich in dieser Zeit die Hautirritation nicht von alleine, kann der Hautarzt versuchen, mit speziellen antientzündlichen Salben die Irritationen zu behandeln.
3. Wenn es bei erneuter Anwendung der Aluminiumsalze zu einer Hautreizung kommt, so kann versucht werden, die Konzentration zu reduzieren.
4. Weiterhin sind oft alkoholische Bestandteile in der Rezeptur für das Brennen verantwortlich. Daher kann ein Umstieg von einer alkoholischen auf eine wässrige Lösung sinnvoll sein.
5. Ein häufig zu beobachtender Fehler bei der Anwendung von Aluminiumsalzen ist, dass die Patienten das Mittel auf eine frisch rasierte

Achselregion auftragen. Die Nassrasur führt häufig bereits zu Mikrotraumen an der Haut, wodurch sie deutlich empfindlicher auf die Aluminiumsalze reagiert. In diesem Fall sollten die Betroffenen eher versuchen, mit einem elektrischen Rasierer eine sehr kurze Trockenrasur durchzuführen. Dies hilft häufig, das Brennen deutlich zu reduzieren.
6. Ein weiterer Tipp ist, am Morgen nach der Applikation ein Deodorant mit einer kombinierten Pflegekomponente zu benutzen. Somit wird das über Nacht gereizte Hautareal beruhigt und kann sich bis zur erneuten abendlichen Anwendung erholen.

Ich wende Aluminiumsalz an den Handflächen und den Fußsohlen an. Hier scheint es jedoch nicht zu wirken. Woran kann das liegen?

Zum einen kann natürlich der Schweregrad der Hyperhidrose so ausgeprägt sein, dass die alleinige Applikation von Metallsalzen keine suffiziente Therapie darstellt. Vielleicht ist auch die Konzentration zu niedrig. Um eine bessere Penetration des Stoffes zu ermöglichen, kann es bei einigen Patienten auch von Vorteil sein, die Hand- und Fußflächen mit einer Folie (z. B. einfache Frischhaltefolie) über dem aufgebrachten Antitranspirant abzudecken. Diese Technik, auch Okklusion genannt, kann bei einigen zu einer erhöhten Wirkung führen.

[!] **Merke!**
Durch die Erhöhung der Konzentration kann der Effekt teilweise auch zu stark werden. So empfinden es manche Patienten gerade an der Hand als unangenehm, wenn die Haut durch zu hohe Metallsalzkonzentrationen trocken, spröde oder rissig wird. Dem ist unbedingt durch pflegende Komponenten entgegenzuwirken!

Ich habe Berichte darüber gehört, dass Metallsalze vom Körper aufgenommen werden und zu schweren Erkrankungen führen können. Ist das richtig?

Nach heutigem wissenschaftlichem Stand gibt es keinen Beweis dafür, dass die Metallsalze vom Körper aufgenommen werden und sich im

Organismus verteilen können. In der Vergangenheit hat es zwar Spekulationen über den Zusammenhang von Metallsalzanwendungen und Brustkrebs sowie der Alzheimer-Erkrankung gegeben, bis heute konnte dies jedoch durch keine einzige wissenschaftliche Untersuchung belegt werden. Daher sind die Aluminiumsalz enthaltenden Produkte nach dem heutigen Stand der Wissenschaft und Forschung als unbedenklich anzusehen!

Ich habe gehört, dass man auch Gerbstoffe zur Reduktion der Hyperhidrose einsetzen kann. Ich kenne »Gerben« eigentlich nur als Ausdruck bei der Lederherstellung.

Tatsächlich können bestimmte Gerbstoffe eingesetzt werden, die zu einer sehr oberflächlichen Gerbung der Hornschicht führen. Es ist jedoch anzumerken, dass durch diese Therapie nur ein geringerer Effekt auf die Hyperhidrose zu erzielen ist als durch die Metallsalzverbindungen. Daher eignet sie sich nur für sehr leichte Formen der Hyperhidrose. Da die Ausführungsgänge nur sehr kurz verschlossen sind, müssen die Gerbstoffe täglich angewandt werden.

Gibt es noch weitere äußerliche Therapien?

Der Inhaltsstoff Formalin war früher in einigen Antitranspirantien vorhanden. Er führte zu einer Eiweißausfällung und somit zu einem Verschluss der Schweißdrüsenausführungsgänge. Der Nachteil liegt jedoch in der sehr schlechten Verträglichkeit. So ist die Rate von allergischen Hautreaktionen gegenüber Formalin sehr hoch und soll bei bis zu 25 % der Patienten auftreten. Daher findet Formalin heutzutage praktisch keine Anwendung mehr in der Behandlung der Hyperhidrose.

Ein Bekannter hat mir von einem Medikament aus Amerika erzählt, das aber hier nicht erhältlich sei. Worum kann es sich dabei handeln?

Wahrscheinlich um lokale Anticholinergika, die in Deutschland weniger bekannt sind. Derzeit gibt es in Deutschland kein kommerziell erhält-

Antitranspirantien

liches Präparat, welches anticholinerg wirkt. Derartige Anwendungen können nur durch eine individuelle Rezeptur angefertigt werden. Ziel der anticholinergen Therapie ist es, eine Hemmung des Neurotransmitters Acetylcholin zu erzeugen, welcher für die Stimulation der Schweißdrüse verantwortlich ist.

Im anglo-amerikanischen und asiatischen Raum werden hingegen häufig lokale Anticholinergika, hier vor allem das Glykopyroniumbromid (= Gylokopyrolat) in Konzentrationen von 1–3 %, verwendet. Sie werden entweder als Creme, Lotion oder mit Hilfe von Syndets aufgetragen.

Zwar sind die Präparate lokal sehr gut verträglich, jedoch gibt es in der Literatur Berichte, dass es zu einer Aufnahme des Stoffes in den Körper kommen und die lokale Anwendung zu Mundtrockenheit, Harnverhalt und teilweise Sehstörungen (Akkommodationsstörungen) führen kann.

[!] **Merke!**
Eine absolute Kontraindikation für die Anwendung von Anticholinergika ist der grüne Star (Engwinkel-Glaukom). Schwangerschaft und Stillzeit stellen darüber hinaus ebenfalls eine Kontraindikation dar.

Tabelle 4: Auswahl einiger Antitranspirantien. In der linken Spalte findet sich der Handelsnahme, die rechte Spalte zeigt die jeweiligen Inhaltsstoffe an. Die Liste erhebt keinen Anspruch auf Vollständigkeit und soll lediglich die Fülle an bestehenden Produkten illustrieren.

Präparat	Wichtigste Inhaltsstoffe
Ansudor N Lotio®	Aluminiumhydrochlorid, Trichlorcarbon
Alsol®	Aluminiumazetat-Tartrat
Antihydral®	Hexamethylentetramin, Paraformaldehyd
Deo Creme Antiperspirant Louis Widmer®	Aluminium Chlorhydrat
Everdry®	Aluminiumsalze
Hidrofugal®	Aluminiumsalze
Hydonan®	Propanthelinbromid, Aluminiumhydroxichlorid
keepdry®	Aluminiumsalze

Präparat	Wichtigste Inhaltsstoffe
Lenicet-Formalin®	Aluminiumsalze, Paraformaldehyd
Medisan Antitranspirant®	Aluminium Chlorhydrat
Odaban®	Aluminiumhydroxichlorid
Perspirex®	Aluminiumhydroxichlorid, Aluminiumlactat
Sudospray®	Aluminiumhydroxichlorid, Aluminiumallantoinat
Tannolact®	Gerbstoff aus Eichenrinde
Vichy Deodorant Anti-Transpirant®	Aluminiumhydroxichlorid
Tannosynt®	Synthetischer Gerbstoff

7.4 Interne Therapien

Kann ich auch Tabletten gegen das krankhafte Schwitzen einnehmen?

Zur internen Behandlung der Hyperhidrose stehen dem Arzt Medikamente und pflanzliche Therapeutika zur Verfügung. Hierbei hängt der Einsatz immer auch von der Form der Hyperhidrose, der Mitarbeit des Patienten sowie dem Auftreten von möglichen Nebenwirkungen auf die Therapie ab.

Im Folgenden sollen die gängigen internen Therapiemöglichkeiten besprochen werden sowie außerdem in der Vergangenheit eingesetzte Medikationen, die in der Regel heutzutage keine große Bedeutung mehr haben.

Welche Medikation mit pflanzlichen Stoffen gibt es?

Am häufigsten wird unter den pflanzlichen Wirkstoffen Salbei eingesetzt. Die Befragung von Patienten in der Schwitz-Sprechstunde zeigt, dass ein Großteil der Patienten auf die freiverkäuflichen Salbeipräparate bereits zugegriffen hat. Die Erfahrung zeigt jedoch, dass die Wirksamkeit häufig nur mäßig ist. Wenn Erfolge erzielt werden, dann in der Regel nur bei sehr leichten Formen.

Erstaunlicherweise gaben in einem untersuchten Kollektiv von 84 Patienten in unserer Schwitz-Sprechstunde alle Befragten an, Salbeitabletten eingenommen zu haben.

Wie wird Salbei eingenommen?

Salbei wird hauptsächlich in drei verschiedenen Formen angeboten: Tabletten, Tropfen und Tee. Bezüglich der Dosierung wird angegeben, dass täglich 3 × 1–2 Tabletten eingenommen werden sollen. Bei Verwendung der Tropfen wird eine Dosierung von 3–5 × 50 Tropfen pro Tag angegeben. Bezüglich der Anwendung von Salbei-Tees liegen keine Vorgaben vor. In manchen naturheilkundlichen Abhandlungen wird empfohlen, dreimal täglich Salbeitee zu trinken, wobei der Tee zehn Minuten ziehen soll.

[!] **Merke!**
Der Tee sollte kalt getrunken werden, da heiße Getränke eine Auslöserfunktion der Hyperhidrose haben können.

Kann Salbei Nebenwirkungen haben?

Das Nebenwirkungspotential der Salbeipräparate ist gering. In sehr seltenen Fällen wurden über Überempfindlichkeitsreaktionen berichtet. Bei länger dauernder Einnahme ist auch über Krampfanfälle berichtet worden.

Während einer Schwangerschaft ist von der Salbeieinnahme in den genannten Dosierungen abzuraten. Das gleiche gilt für den Einsatz der Substanzen bei Kindern unter 12 Jahren.

Trotz der sehr häufigen Verwendung der Salbeipräparate ist der Therapieeffekt nur als gering einzustufen. Möglich ist jedoch, die Salbeipräparate als zusätzliche (adjuvante) Therapie zu weiteren Therapieformen zu wählen.

Ich habe in der Vergangenheit erfolgreich Homöopathie bei anderen Erkrankungen angewandt. Ist dies auch eine Option bei einer Hyperhidrose?

Es gibt Versuche, homöopathische Arzneimittel zur Behandlung der Hyperhidrose einzusetzen. Hierbei wird im Sinne der Homöopathie versucht, eine Reiz- und Regulationstherapie zu beginnen. Ein Überblick über alle homöopathischen Versuche kann an dieser Stelle nicht geleistet werden. Häufig kommen jedoch die folgenden Stoffe zum Einsatz:

- Kalziumkarbonikum (Austernschalenkalk)
- Mercurius solubilis (Quecksilber)
- Salvia officinalis (Gartensalbei)
- Conium maculatum (Schierling)

Hierbei werden die Stoffe unter Berücksichtigung einer homöopathischen Anamnese in unterschiedlichen Dosierungen (Potenzen) zwischen D 2 und D 30 eingesetzt.

Es mag sein, dass diese homöopathischen Ansätze in bestimmten Fällen ihre Berechtigung haben, jedoch existieren hierzu keine wissenschaftlichen Arbeiten, die die Wirksamkeit der verwendeten Substanzen belegen. In Einzelfällen können sie als zusätzlicher (adjuvanter) Therapieansatz betrachtet werden.

Ich habe von einem Wirkstoff gehört, der Jaborandis heißt. Was ist das?

Jaborandis ist ein pflanzlicher Wirkstoff, auch Ruterkraut genannt, welcher ebenfalls in homöopathischen Dosierungen in der Therapie der Hyperhidrose eingesetzt wird. Entscheidend ist der Einsatz in homöopathischen Dosierungen nach dem Grundsatz »gleiches mit gleichem behandeln«, da der eigentliche Wirkstoff in diesem pflanzlichen Präparat Pilocarpin ist, welcher theoretisch das Schwitzen fördern kann.

Ich habe gehört, dass Parkinson-Medikamente gegen Schwitzen helfen sollen?

Das ist richtig. Hierzu gehört die Wirkstoffklasse der Anticholinergika, auch Parasympatholytika genannt. Der bekannteste Vertreter dieser Substanzklasse ist in Deutschland das Bornaprinhydrochlorid (Sormodren®), das einen festen Stellenwert in der Parkinson-Therapie hat.

Wie bereits in Kapitel 2 erläutert, wird die Schweißdrüse durch die Ausschüttung des Transmitters Acetylcholin zur Sekretion angetrieben. Als Anticholinergikum hemmt das Bornaprinhydrochlorid somit die Übertragung von Impulsen der postganglionären, cholinerg innervierten, sympathischen Nervenfasern. Eher zufällig ist bei der Therapie der Parkinsonkrankheit als Nebenwirkung festgestellt worden, dass die Patienten mit einer Reduktion des Schwitzens reagieren. Über diesen Umweg ist das Medikament in den Fokus der Hyperhidrose-Therapie gerückt.

Sormodren® ist verschreibungspflichtig und ein zugelassenes Medikament zur Therapie der Hyperhidrose.

Kann ich Anticholinergika bei jeder Form der Hyperhidrose einsetzen?

Dadurch, dass die Wirkung durch Hemmung des Transmitters Acetylcholin an allen Schweißdrüsen erfolgt, kann das Medikament theoretisch für alle Formen eingesetzt werden. In der Praxis hat sich jedoch gezeigt, dass es für die fokalen Hyperhidrosen oft nicht notwendig ist, da durch eine konsequente Anwendung von Antitranspirantien oder physikalischer Therapie gute Erfolge erzielt werden können. Die Erfahrung der Autoren hat darüber hinaus gezeigt, dass interne Anticholinergika bei mittelgradigen und schwergradigen Formen der fokalen Hyperhidrose häufig keinen ausreichenden Therapieerfolg haben.

Hingegen haben die Anticholinergika einen festen Stellenwert in der Behandlung der generalisierten Hyperhidrose. Dies umso mehr, als aufgrund der großen Schweißflächen beim generalisierten Schwitzen eine Anwendung von Externa oder eine physikalische Therapie entweder sehr schwierig oder gar nicht möglich sind.

Kann jeder Patient mit Anticholinergika therapiert werden?

Es gibt bestimmte Kontraindikationen für das Medikament. So darf das Medikament nicht bei bestehender Blasenentleerungsstörung, bestimmten Formen von Herzrhythmusstörungen und auch nicht bei einem Glaukom (»Grüner Star«), einer Druckerhöhung im Auge, angewandt werden. Darüber hinaus ist eine Anwendung während der Schwangerschaft und Stillzeit zu vermeiden. Anticholinergika sind verschreibungspflichtige Medikamente und dürfen nur nach genauer Berücksichtigung der Kontraindikationen vom behandelnden Arzt verschrieben werden.

Ich habe bereits einen Therapieversuch mit Anticholinergika gestartet, den ich jedoch wegen Übelkeit und Müdigkeitserscheinungen abbrechen musste. Sind diese Nebenwirkungen typisch für die Therapie?

Die beiden beschriebenen Nebenwirkungen treten gehäuft auf. Dabei bedingt der Wirkmechanismus dieser Substanzklasse, dass auch andere Organsysteme, die ebenfalls cholinergisch innerviert werden, beeinflusst werden. Dies ist vor allen Dingen im Bereich der vegetativen Systeme und auch bei einigen Drüsen der Fall. So kann es zu Verstopfung (Obstipation), Weitstellung der Pupillen (Mydriasis), zu Magenbeschwerden, Übelkeit, Erbrechen, Müdigkeit, Schwindel, Benommenheit und Kopfschmerzen kommen.

Auch die Sekretionshemmung von Tränen und Speicheldrüsen bereitet den Patienten bisweilen Probleme, da es hierdurch zu unangenehmer Mund- und Augentrockenheit kommen kann.

[!] **Merke!**
Wegen der Gefahr der verminderten Tränensekretion ist das Tragen von Kontaktlinsen unter der Therapie mit Anticholinergika zu vermeiden!

Gibt es keine Möglichkeit, Nebenwirkungen von Anticholinergika zu reduzieren?

Wie stark ein Patient mit Nebenwirkungen auf Anticholinergika reagiert, ist individuell verschieden. Jedoch kann man in einigen Fällen durch eine sehr niedrige Dosierung des Medikaments zu Beginn der Behandlung derartige Nebenwirkungen vermeiden. So hat es sich bewährt, z. B. Sormodren®-Tabletten zu Beginn zu vierteln und die Therapie nur mit einer viertel Tablette pro Tag zu beginnen. Wenn der Patient diese leichte Dosierung verträgt, kann die Dosis leicht gesteigert werden, um sich so der optimalen Dosis zu nähern.

Eine Dosis von 8 mg pro Tag (= 2 Tabletten) sollte in der Regel nicht überschritten werden. Die Dosissteigerung und Anpassung der Dosis an den jeweiligen Patienten obliegt dem behandelnden Arzt und sollte nicht durch den Patienten selbst durchgeführt werden.

Ich nehme seit fünf Tagen Anticholinergika und konnte noch keine Wirkung feststellen. Funktioniert die Therapie bei mir nicht?

Zwar gibt es Patienten, bei denen die Anticholinergika auch in höheren Dosierungen keine ausreichende Schweißreduktion bewirken, häufig beginnt der Wirkungseintritt bei diesen Substanzen jedoch erst nach zwei bis drei Wochen. Daher kann es notwendig sein, die Therapie einige Wochen fortzuführen, bis ein gewünschter Wirkungseintritt erfolgt.

Gibt es noch weitere Anticholinergika?

Das zweite, in Deutschland häufig eingesetzte Anticholinergikum ist Methantheliniumbromid (Vagantin®). Genauso wie Sormodren® ist auch Vagantin® in Deutschland zur Behandlung des übermäßigen Schwitzens zugelassen. Die Rate an Nebenwirkungen soll geringer sein als bei Sormordren®, da der Wirkstoff direkt an den peripheren, cholinerg inervierten Schweißdrüsen angreift. Die häufigste Nebenwirkung ist eine unter der Therapie auftretende Mundtrockenheit. In der Regel wird zweimal täglich jeweils ein Dragee eingenommen. Vagantin® kann ggf. auch situativ 30–60 Minuten vor anstehenden stressigen Situationen eingenommen werden. Für Methantheliniumbromid (Vagantin®) liegt eine einzige kontrollierte Studie vor, die eine Wirksamkeit bei axillärer, jedoch nicht bei palmarer Hyperhidrose nahe legt.

[!] **Merke!**
Anticholinergika können auch bei bestimmungsgemäßem Gebrauch die Sehleistung beeinträchtigen und somit das Reaktionsvermögen im Straßenverkehr oder bei der Bedienung von Maschinen beeinflussen.

Gibt es weitere Medikamente gegen die Hyperhidrose, die als Tablette eingenommen werden?

Zwar gibt es Versuche mit weiteren Substanzen, hierzu liegen jedoch weder größere Untersuchungen vor noch sind die Medikamente zur Behandlung einer Hyperhidrose zugelassen. Wir gehen daher im Folgenden nur kurz auf die einzelnen Medikamente ein.

Bei allen genannten Medikamenten handelt es sich um verschreibungspflichtige Präparate, die nur nach eingehender Rücksprache mit dem behandelnden Arzt eingenommen werden sollten. Im Einzelnen sind dies Sedativa, Tranquilizer, Psychopharmaka, Betablocker, andere Blutdrucksenker (z. B. alpha-2-Rezeptor-Antagonisten) sowie Sexualhormone. Alle genannten Substanzen sind heute nicht mehr Therapie der Wahl einer Hyperhidrose und sollten nur in speziellen Ausnahmefällen bei Patienten eingesetzt werden. So sind Sedativa und Psychopharmaka sowie gegebenenfalls auch Betablocker nur im Einzelfall zu diskutieren, wenn schwere psychische Belastungssituationen im Vordergrund der Symptomatik stehen. Genauer wird in Kapitel 6 auf diese Stoffe eingegangen.

[!] **Merke!**
Sexualhormone sind in der Regel nur bei Patienten mit einer klimakterischen Hyperhidrose (Schwitzen im Verlauf der Wechseljahre) indiziert. Hier kann eine Hormontherapie hilfreich sein. Diese ist jedoch wegen des Eingriffs in den Hormonhaushalt eng mit dem behandelnden Gynäkologen abzustimmen!

7.5 Iontophorese

Ich habe von einer Stromtherapie gegen krankhaftes Schwitzen gehört. Was habe ich mir darunter vorzustellen?

Häufig wird die Leitungswasser-Iontophorese als Stromtherapie bezeichnet. Sie gehört zu den »physikalischen Therapien«. Hierbei wird versucht, durch die Anwendung von kontinuierlichem oder gepulstem Gleichstrom eine Reduktion der Hyperhidrose herbeizuführen. Der genaue Wirkmechanismus ist bis heute nicht gänzlich geklärt. Es wird vermutet, dass die Iontophorese die Zellen des Schweißdrüsenausführungsganges blockiert und somit die abgesonderte Schweißmenge reduziert.

Ist die Iontophorese für jede Form der Hyperhidrose geeignet?

Die Technik der Iontophorese bedingt, dass nur Körperteile behandelt werden, die gut innerhalb der wassergefüllten Wannen platziert werden bzw. in einen entsprechenden Stromkreis eingeschlossen werden können. Daher gilt die Iontophorese als Therapie der Wahl bei krankhaftem Schwitzen der Hände und Füße. Hierbei sind nicht nur leichte Formen, sondern auch mittel- und schwergradige Ausprägungen der Hyperhidrosis manuum und pedum therapierbar.

Kann ich das Verfahren also nicht beim Achselschwitzen anwenden?

In letzter Zeit gibt es von einigen Herstellern der Geräte speziell angefertigte Schwämme, die auch im Bereich der Achselhöhlen eine erfolgreiche Therapie ermöglichen sollen. Die Erfolge sind hierbei jedoch ungleich schlechter als im Hand- und Fußbereich. Darüber hinaus ist die Haut im Bereich der Achselhöhle dünner und empfindlicher. Daher können Nebenwirkungen wie Hautreizungen oder auch Verbrennungen schneller auftreten.

[!] **Merke!**
Als neueste Erfindung ist auch eine Art »Maske« beschrieben worden, mit deren Hilfe eine Gesichts-Hyperhidrose therapiert werden soll. Hierzu liegen jedoch keine Erfahrungen vor und der Einsatz sollte eher zurückhaltend erfolgen.

Wie funktioniert die Leitungswasser-Iontophorese in der praktischen Anwendung?

Die Patienten bringen ihre Hände oder Füße in zwei wassergefüllte Wannen. Innerhalb der Wannen liegen die Hände häufig auf Kunststoffmatten oder Schwämmen. Die Wannen sind über zwei Behandlungselektroden mit dem Steuergerät verbunden (Abb. 18). Hierüber wird ein schwacher Gleichstrom erzeugt, der über die Konstruktion durch Handflächen oder Fußsohlen fließt. Je nach Lokalisation und Intensität der Hyperhidrose liegen die verwandten Stromstärken zwischen 10 und 25 mA. Die Stromstärke soll von den Patienten hierbei toleriert werden, ohne dass es zu unangenehmen Begleiterscheinungen wie Brennen, Schmerzen oder starkem Kribbeln kommt.

Wie häufig muss ich die Iontophorose anwenden?

Zu Beginn wird die Iontophorose in der Regel mindestens fünfmal pro Woche angewandt. Kommt es dabei zu einer gewünschten Reduzierung des Schwitzens, kann die Frequenz der Behandlungen auf ein- bis dreimal pro Woche reduziert werden. In der Regel ist die Iontophorose als Dauertherapie zu sehen, da es nach Absetzen der Behandlung zu einem Wiederauftreten der Hyperhidrose kommt.

[!] **Merke!**
Es gibt Patienten, die sich nach Monaten an die Therapie »gewöhnen« und bei denen im Rahmen dieses Gewöhnungseffekts die Iontophorose die Hyperhidrose nicht mehr effektiv therapiert.

Kann die Iontophorose mit anderen Therapieformen kombiniert werden?

Ja, wie fast alle Therapieoptionen kann die Iontophorose mit anderen Therapien gekoppelt werden. So ist eine Kombination von Iontophorese mit topischen Antitranspirantien oder der internen Gabe von Anticholinergika möglich und kann je nach Patient zu besseren Erfolgschancen führen.

Iontophorese

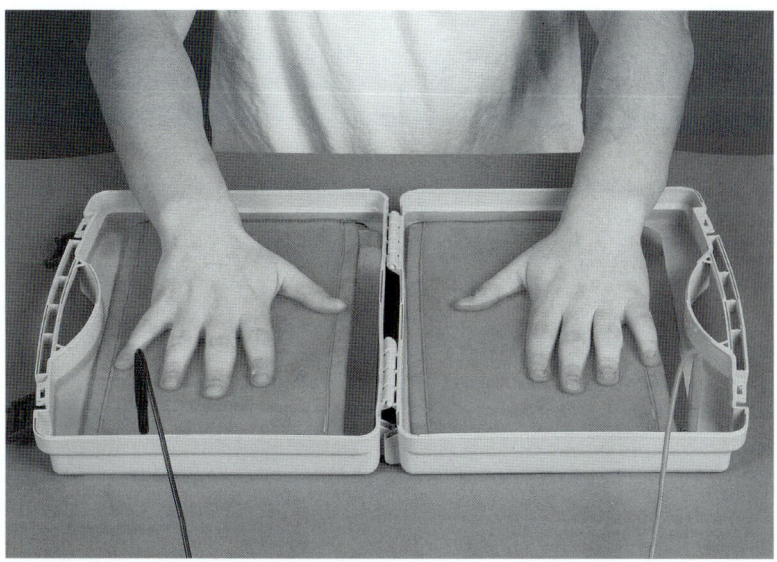

Abbildung 18: Durchführung der Iontophorese bei Hyperhidrosis manuum. Die Hände des Patienten liegen in mit Leitungswasser gefüllten Kunststoffschalen auf Stoffmatten. Die Elektroden befinden sich unter den Stoffmatten und sind über die sichtbaren Kabel mit dem Steuergerät (nicht abgebildet) verbunden.

Läuft man bei dieser Therapie nicht Gefahr, Stromschläge zu erhalten?

Gefährliche Stromschläge können bei der Leitungswasser-Iontophorese nicht auftreten. Was hingegen passieren kann, ist der sogenannte »Weidezaun-Effekt«. Dieser tritt auf, wenn der Patient während der Behandlung die Hände oder Füße aus dem Wasser zieht, ohne das Gerät vorher ausgeschaltet zu haben. Zwar ist dieser »Weidezaun-Effekt« nicht gefährlich, jedoch kann er unangenehm sein. Daher muss eine Entfernung der Hände oder Füße aus der Wanne bei laufender Stromtherapie vermieden werden. Auch sollte zu Beginn der Behandlung die Stromstärke nicht schnell erhöht werden, um unangenehme Stromsensationen zu vermeiden.

[!] **Merke!**
Die neuere Generation der Iontophorese-Geräte, die mit Pulsstrom arbeitet, sollen vor einem derartigen Weidezaun-Effekt schützen. Die Erfahrung zeigt jedoch, dass auch bei deren Verwendung in einigen Fällen unangenehme Sensationen auftreten können, wenn die oben genannten Regeln nicht eingehalten werden.

Welche weiteren Nebenwirkungen können unter der Behandlung auftreten?

In der Regel ist die Iontophorese ein sehr sicheres Verfahren. Je nach Reizschwelle und Empfindlichkeit des Patienten kann die Behandlung jedoch durch das auftretende leichte Prickeln und Kribbeln als unangenehm empfunden werden. Der beschriebene »Weidezaun-Effekt« ist eher eine Nebenwirkung, die durch die falsche Anwendung des Gerätes eintritt.

Ein weiterer Anwendungsfehler, der zu unangenehmen Nebenwirkungen führen kann, ist das Tragen von Metallgegenständen an der Haut während der Behandlung. Hier kann sich eine sogenannte Strommarke, also eine Verbrennung, entwickeln. Daher müssen unbedingt alle metallischen Schmuckgegenstände und auch Armbanduhren vor einer Behandlung entfernt werden. Ebenfalls können derartige Strommarken im Bereich von bestehenden wunden Hautstellen oder Verletzungen auftreten, da diese Bereiche gegenüber dem Strom empfindlicher sind. Das kann vermieden werden, wenn die betroffenen Hautstellen zuvor mit Vaseline eingeschmiert oder mit Folien abgeklebt werden. Hierzu sollte im Vorfeld der behandelnde Arzt konsultiert werden.

Ist die Iontophorese an aufwendige technische Apparaturen gekoppelt? Wo kann ich die Therapie durchführen?

In der Regel verfügen Hautärzte (Dermatologen) über eine ausgiebige Erfahrung in der Behandlung der Hyperhidrose mittels Iontophorese und besitzen derartige Geräte. Da die Iontophorese jedoch eine Dauertherapie ist, ist die Behandlung als Heimanwendung durchzuführen. In einem ersten Schritt werden in der Regel beim behandelnden Arzt mehrere

Sitzungen durchgeführt, um zu testen, ob diese Therapieoption für den jeweiligen Patienten erfolgversprechend und effektiv ist. Wenn dies der Fall ist, kann eine Beantragung eines Heimgerätes bei der Krankenkasse erfolgen. In der Regel werden die Kosten für ein derartiges Gerät übernommen (ca. 500–600 €). Durch die Heimtherapie wird dem Patienten eine zeitsparende Therapie ermöglicht, die nahezu an jedem Ort durchgeführt werden kann.

Wie sieht so ein Gerät aus?

Die neueren Geräte sind in einer Art Koffer verpackt, wobei die Kofferschalen gleichzeitig als Wannen zum Eintauchen der Hände dienen. Durch die kofferartige Verpackung kann das Gerät auch auf Reisen mitgenommen werden, so dass eine dauerhafte Therapie möglich ist. Insgesamt benötigt der Patient nur das mitgelieferte Zubehör, Leitungswasser sowie eine Stromquelle.

Einige Anbieter liefern gerade für beruflich viel reisende Patienten als Zubehör Autoadapter für Zigarettenanzünder, so dass selbst eine mobile Anwendung möglich ist.

Gibt es medizinische Gründe, die gegen eine derartige Behandlung sprechen?

Ja. Bei folgenden Gegebenheiten besteht eine Kontraindikation:

1. Schwangerschaft
2. implantierte elektronische Geräte (z. B. Herzschrittmacher)
3. Metallimplantate im Bereich des fließenden Stroms (Arme oder Beine)
4. metallhaltige Verhütungsmethoden (Spirale), besonders bei der Behandlung der Füße
5. großflächige Wunden der Haut im Bereich des Anwendungsgebietes, die vor der Therapie nicht ausreichend abgedeckt werden können

Kann man Strom nicht auch am ganzen Körper anwenden?

Mit der Leitungswasser-Iontophorese ist dies nicht möglich. Es gibt jedoch Versuche, generalisierte Hyperhidrosen mit einem *Stanger*-Bad zu behandeln. Dieses Verfahren, auch hydroelektrisches Vollbad genannt, gehört ebenfalls zu den Elektrotherapien. Hierbei sitzt der Patient in einer mit Wasser gefüllten Badewanne und wird von konstantem Gleichstrom durchflutet. Insgesamt ist die Datenlage für die Hyperhidrose sehr gering, darüber hinaus ist das *Stanger*-Bad ein technisch und personell sehr aufwendiges Verfahren.

Kann mit der Iontophorese auch eine Therapie im Kindesalter durchgeführt werden, da hier ja häufig bereits die krankhaften Formen des Hand- und Fußschwitzens auftreten?

Ja. In der Regel ist eine Iontophorese-Behandlung ab dem sechsten Lebensjahr problemlos durchführbar. Um unangenehme Sensationen und den »Weidezaun-Effekt« möglichst zu vermeiden, sollte bei Kindern nur gepulster Gleichstrom verwendet werden. Natürlich ist es Voraussetzung, dass Kinder Sinn und Zweck der Therapie und die Art der Durchführung verstehen. Gegebenenfalls ist die Therapie nur im Beisein der Eltern/Erziehungsberechtigten durchzuführen, um einen einwandfreien Ablauf zu gewährleisten.

Kann ich die Wannen mit jeder Art von Wasser befüllen?

Wie der Name Leitungswasser-Iontophorese nahe legt, sollte einfach reines Leitungswasser verwendet werden. Entionisiertes Wasser funktioniert hingegen nicht.

[!] **Merke!**
Sollte, aus welchen Gründen auch immer, nur entionisiertes Wasser zur Verfügung stehen, kann handelsübliches Mineralwasser ohne den Zusatz von Kohlensäure benutzt werden.

7.6 Botulinumtoxin

Was ist das Botulinumtoxin?

Das Botulinumtoxin ist ein Eiweiß (Protein), welches von dem Bakterium *Clostridium botulinum* produziert wird und hochwirksam die Signalübertragung auf neuronaler Ebene in bestimmten Bereichen hemmen kann. Das Botulinumtoxin hemmt dabei die Erregungsübertragung von Nervenzellen zum Muskel hin, wodurch je nach Menge des Toxins die Muskulatur schwächer oder komplett gelähmt wird. Der hochkomplexe Vorgang bewirkt im Endeffekt, dass der Neurotransmitter Acetylcholin nicht mehr in den synaptischen Spalt zwischen Nervenzelle und Muskel ausgeschüttet wird. Da, wie in Kapitel 2 erklärt, die ekkrinen Schweißdrüsen ebenfalls durch den Transmitter Acytylcholin enerviert werden, kann Botulinumtoxin nicht nur die Muskeln, sondern auch die Sekretion der Schweißdrüsen lähmen.

Ist das Botulinumtoxin eine neu entdeckte Substanz?

Zwar wird Botulinumtoxin in der Medizin zu therapeutischen Zwecken je nach Indikation erst seit einigen Jahren angewandt, das Gift ist jedoch schon seit dem 19. Jahrhundert bekannt und durch den schwäbischen Dichter und Arzt *Justinus Kerner* im Jahr 1817 beschrieben worden. Er wählte den Namen Botulismus für aufgetretene Vergiftungen durch den Stoff in Anlehnung an das lateinische Wort *Botulus*, was »Wurst« bedeutet. Die Bezeichnung rührt daher, dass Vergiftungen mit der Substanz häufig in Zusammenhang mit dem Verzehr von Wurstwaren auftraten. Deshalb ist in manchen Schriften auch vom »Wurstgift« die Rede. Da sich das Bakterium, welches Botulinumtoxin produziert, gerne unter sauerstoffarmen Bedingungen vermehrt, traten Vergiftungen vor allem nach dem Verzehr von betroffenen Wurstkonserven auf, die ja luftdicht verschlossen sind.

Wurde das Gift schon damals zur Therapie eingesetzt?

Nein. Man wusste damals ja noch gar nicht, welches Gift oder welches Bakterium für den Botulismus verantwortlich ist. Was damals nur auffiel, war die Nebenwirkung, dass Botulismuserkrankte eine überwärmte und sehr trockene Haut aufwiesen. Erstmalig kamen Augenärzte auf die Idee, das Medikament zur Therapie einzusetzen. Die erste Zulassung eines Botulinumtoxins erfolgte dann 1989 in den USA zur Therapie des Schielens (Strabismus) und des Lidkrampfes (Blepharospasmus). Seit dieser Zeit haben sich zahlreiche Erkrankungen als therapierbar durch das Botulinumtoxin erwiesen und der Anwendungsbereich ist in der Medizin stetig gewachsen. Das größte Einsatzgebiet lag und liegt hierbei in der Nervenheilkunde (Neurologie), wo es zur Ruhigstellung von verkrampften Muskeln eingesetzt wird. Während dieser Jahre zeigten sich zwei besondere Nebenwirkungen des Botulinumtoxins, die im Verlauf zu neuen Anwendungsgebieten führten.

Zum einen wurde beobachtet, dass es bei der Behandlung der Augenmuskeln zu einer Glättung von Gesichtsfalten im Behandlungsbereich kam. Dies kann als Geburtsstunde des Einsatzes von Botulinumtoxin in der Faltentherapie gesehen werden. Darüber hinauszeigte sich, dass die Haut im Anwendungsbereich außergewöhnlich trocken war. Diese Beobachtung wiederum legte den Grundstein zur Erforschung der Hyperhidrose-Therapie.

Wenn das Botulinumtoxin so stark wirkt, ist es dann nicht sehr gefährlich?

Auch beim Botulinumtoxin gilt der Merksatz »*Die Dosis macht das Gift*«. Obwohl es ein potentes Gift ist, sind die Dosen bei der medizinischen Anwendung so gering, dass es als sehr sicheres Medikament eingestuft wird. Darüber hinaus kann das Botulinumtoxin nicht die Bluthirnschranke passieren und somit keine Schäden im Zentralnervensystem verursachen. Aufgrund der Molekülgröße des Proteins ist ferner auch eine Aufnahme über die Haut nicht möglich.

Botulinumtoxin

Ich habe gehört, dass der Körper gegen die Therapie mit Botulinumtoxin immun werden kann. Stimmt das?

Theoretisch ist es zwar möglich, dass der Organismus Antikörper gegen das Gift bildet, dies ist jedoch in der Regel nur bei der Benutzung sehr hoher Dosen und einer sehr langfristigen Anwendung zu erwarten. Hierbei handelt es sich hauptsächlich um neurologische Patienten, denen hohe Dosen in die erkrankte Muskulatur gespritzt werden (z. B. bei der Therapie des Schiefhalses).

Beim Hyperhidrose-Patienten werden deutlich geringere Mengen an Botulinumtoxin gebraucht, daher ist das Risiko der Entwicklung von Antikörpern, was einen Verlust der Wirksamkeit von Botulinumtoxin bedeuten würde, äußerst gering.

Kann jeder Schweregrad der Hyperhidrose durch Botulinumtoxin behandelt werden?

Prinzipiell ja. Botulinumtoxin ist ein sehr potentes Mittel zur Reduktion der Hyperhidrose. Es sollte daher mittelschweren und schweren Formen der fokalen Hyperhidrose vorbehalten sein, da für leichte Formen der Hyperhidrose andere Therapieoptionen häufig effizient genug sind. Wichtig ist, dass Botulinumtoxin nicht angewandt werden sollte, falls zuvor keine anderen Therapien ausprobiert wurden. So können häufig Formen der fokalen Hyperhidrose ausreichend mit lokalen Antitranspirantien oder einer Iontophorese therapiert werden. Erst wenn diese konservativen Therapieoptionen keinen Erfolg haben, sollte über die Benutzung von Botulinumtoxin nachgedacht werden.

Gibt es nur ein einziges Botulinumtoxin-Präparat?

Nein. Zur Zeit sind vier Botuliumtoxin-Präparate auf dem deutschen Markt erhältlich. Hierbei handelt es sich um drei Präparate die Botulinumtoxin A enthalten und ein Präparat welches Botulinumtoxin B enthält. Diese sind im Einzelnen:

- Botox® (Firma Allergan, Botulinumtoxin A)

- Dysport® (Firma Ipsen, Botulinumtoxin A)
- Xeomin® (Firma Merz, Botulinumtoxin A)
- Neurobloc® (Firma Solstice Neurosciences, Inc., Botulinumtoxin B)

Sind alle vier Präparate zur Therapie der fokalen Hyperhidrose zugelassen?

Nein. Aktuell ist nur Botox® zur Therapie der primären Hyperhidrosis axillaris zugelassen. Das heißt, eine Zulassung besteht nur für das krankhafte Achselschwitzen und für keine weitere Form der Hyperhidrose.

In der Zulassung wird weiterhin ausgeführt, dass die Hyperhidrosis axillaris eine störende Auswirkung auf die Aktivitäten des täglichen Lebens haben muss und mit einer äußerlichen Behandlung nicht ausreichend kontrolliert werden kann. Darüber hinaus sollte die Schweißmenge pro Zeiteinheit objektiviert werden. Dies bedeutet, dass die gravimetrisch gemessene Schweißmenge mindestens 50 mg/min betragen sollte.

Wie muss ich mir eine Behandlung mit Botulinumtoxin in der Achselhöhle vorstellen?

Nach einem Aufklärungsgespräch mit dem behandelnden Arzt, in dem die Möglichkeiten, aber auch die Nebenwirkungen einer Botulinumtoxin-Therapie besprochen wurden, wird ambulant eine Therapie im axillären Bereich durchgeführt. Vom Prinzip her wird das Botulinumtoxin in diejenige Schicht der Haut gespritzt, in der sich auch die Schweißdrüsen befinden. Je nach Größe der Achselhöhle und Ausdehnung des Schwitzareals werden unterschiedlich viele Injektionen in die axilläre Haut gesetzt. Als Richtwert gilt, dass pro Achsel 10–20 Injektionen notwendig sind (Abb. 19). Um das genaue Areal der Injektionen festzulegen, wird in der Regel vor der Behandlung ein sogenannter Jod-Stärke-Test durchgeführt, d.h. das Schwitzareal wird farblich markiert. Somit kann eine genaue Festlegung der Injektionspunkte erfolgen.

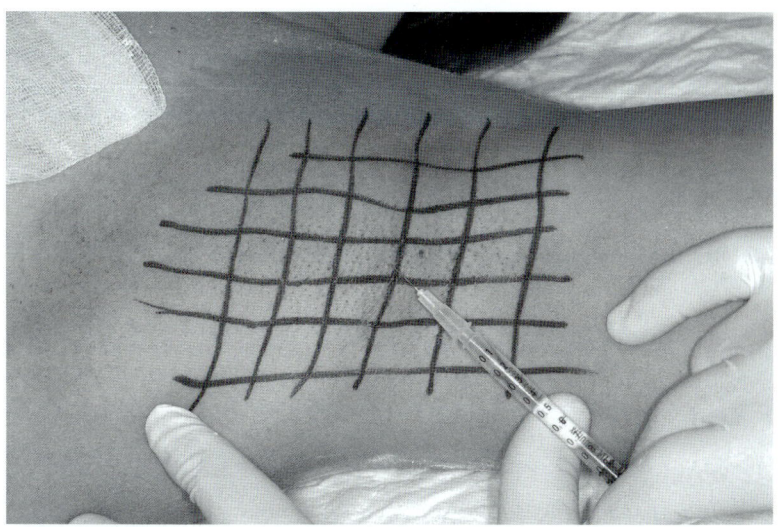

Abbildung 19: Behandlung mit Botulinumtoxin bei Hyperhidrosis axillaris. Hierbei wird das Medikament mit sehr dünnen Nadeln in die Lederhaut gespritzt. Im Bild sieht man die Einzeichnung eines »Schachbrett-Musters«, um eine gleichmäßige Behandlung zu erzielen.

Wie lange dauert eine Behandlung mit Botulinumtoxin?

Wenn man die Vorbereitung der axillären Haut wie Desinfektion mit einschließt, so dauert die Behandlung pro Seite in der Regel nur wenige Minuten.

Ist die Therapie wegen der vielen Injektionen nicht schmerzhaft?

Leider kann die Injektion recht schmerzhaft sein, da die Nervenenden im Bereich der Lederhaut in der Nähe der Schweißdrüsen liegen. Dadurch beschreiben einige Patienten ein Brennen und/oder Schmerzen bei der Injektion.

Es gibt jedoch unterschiedliche Möglichkeiten, die Schmerzempfindung zu reduzieren. So kann gegebenenfalls das Auftragen einer Betäubungscreme 45–60 Minuten vor der Behandlung die Schmerzhaftigkeit deutlich reduzieren. Alternativ kann auch durch eine Kälte-Anästhesie (*Kryo-Anästhesie*) versucht werden, die Schmerzen zu minimieren. Hierzu gibt es unterschiedliche Möglichkeiten. In der Regel werden Cool-Packs oder Eisspray verwendet. Mit den genannten Methoden ist fast immer eine gute Tolerierbarkeit der Schmerzen zu erreichen.

Kann ich nach der Behandlung direkt nach Hause gehen?

Ja. Die Therapie mit Botulinumtoxin ist gut als ambulante Behandlung durchführbar. Nach den erfolgten Injektionen kann der Patient in der Regel direkt nach Hause gehen.

Ich habe gestern eine Botulinumtoxin-Behandlung an der Achselhöhle durchführen lassen. Leider schwitze ich genauso wie vorher. Woran liegt das?

Der Wirkmechanismus des Botulinumtoxins bedingt, dass eine Lähmung der Schweißdrüsen nicht sofort nach der Therapie einsetzen kann. Daher ist das beschriebene Ereignis völlig normal. In der Regel tritt die Wirkung am dritten bis fünften Tag nach der Injektion ein. Teilweise kann sich der Wirkungseintritt jedoch auch verzögern, so dass manche Patienten erst über ein reduziertes Schwitzen am zehnten bis zwölften Tag nach der Behandlung berichten.

Kann ich Botulinumtoxin auch beim krankhaften Schwitzen an Händen und Füßen anwenden?

Auch in diesem Bereich stellt Botulinumtoxin eine mögliche Therapieform dar (Abb. 20). Ein deutlicher Nachteil an Handfläche und Fußsohle ist die stärkere Empfindlichkeit dieser Regionen. Das bedeutet, dass die Injektionen hier weitaus schmerzhafter sind als an der Haut der Achselhöhle. Hier kann versucht werden mit einer Betäubungscreme oder Kältesprays zu arbeiten. Wenn dies nicht ausreicht, ist es notwendig, den gesamten Hand- oder Fußbereich mit einer Regional-Anästhesie zu

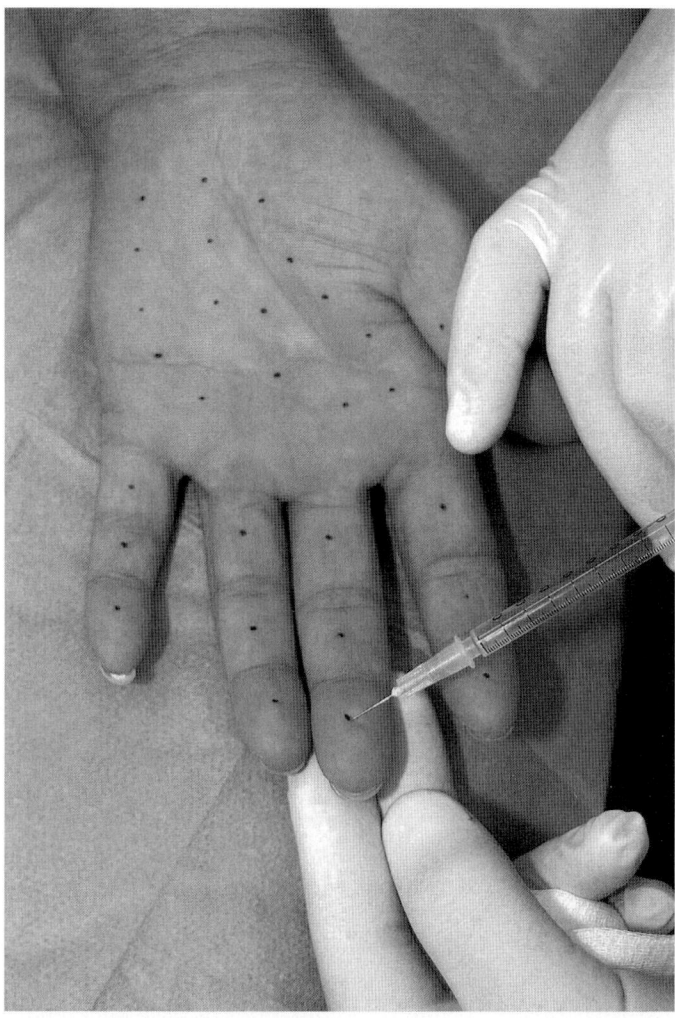

Abbildung 20: Behandlung mit Botulinumtoxin bei Hyperhidrosis manuum. Markierung der zu injizierenden Hautstellen mit einem Filzstift. Im Vergleich zur Behandlung im Achselbereich sind die Injektionen an der Hand deutlich schmerzhafter. Daher muss im Vorfeld die Haut mit einer anästhesierenden Salbe behandelt werden oder eine Leitungsanästhesie (»Handblock«) zur Betäubung der ganzen Hand erfolgen.

betäuben. Hierzu werden Betäubungsspritzen gesetzt, die die zuführenden Nerven der Hand »lahm legen«, damit die folgenden Injektionen erträglich sind. Das Gleiche gilt auch für den Fußbereich.

[!] **Merke!**
Diese »Fuß- bzw. Handblocks« müssen jedoch mindestens 30–45 Minuten vor der Behandlung mit Botulinumtoxin durchgeführt werden, damit eine ausreichende Anästhesie ermöglicht werden kann. Diese Art der Betäubung wird in der Regel unter sterilen Bedingungen durchgeführt.

Sind die Hand- und Fußblocks mit Risiken verbunden?

Zwar ist die genannte Regional-Anästhesie ein sehr sicheres und weit verbreitetes Verfahren, dennoch kann es in sehr seltenen Fällen zu Nebenwirkungen kommen. Hier sind vor allem Blutergüsse (Hämatome), Schmerzen und Nervenreizungen bei der Injektion sowie auch Verletzungen der Gefäße und Nerven der jeweiligen Region zu nennen.

Gibt es auch Kontraindikationen für die Behandlung mit Botulinumtoxin?

Obwohl das Medikament Botulinumtoxin als sehr sicher gilt, müssen einige Dinge beachtet werden: Da Botulinumtoxin die Ausschüttung von Neurotransmittern an den Nervenendigungen beeinflusst, sind Patienten, die spezielle neurologische Erkrankungen haben (z.B. *Myasthenia gravis*, *Lambert-Eaton-Syndrom*), von einer derartigen Therapie auszuschließen. Auch sollten Patienten nicht behandelt werden, die zur Zeit des Therapiewunsches eine spezielle Gruppe von Antibiotika einnehmen (Aminoglykosid-Antibiotika), da diese ebenfalls die Übertragung im neuromuskulären Bereich beeinflussen kann. Zusätzlich als Kontraindikation gelten Störungen der Blutgerinnung sowie Schwangerschaft und Stillzeit. Auch bei Patienten mit speziellen Schluck- und Atembeschwerden sollte die Therapie nicht erfolgen.

Die Kontraindikationen zeigen, dass die Behandlung in die Hand des erfahrenen Arztes gehört.

[!] **Merke!**
Injektionen mit Botulinumtoxin sollten nicht in infizierte Hautstellen erfolgen, da das Risiko einer Verschlechterung der Infektion besteht.

Welche unerwünschten Nebenwirkungen oder Komplikationen können bei der Behandlung mit Botulinumtoxin auftreten?

Es muss unterschieden werden zwischen Nebenwirkungen, die an der Stelle der Injektionen auftreten, und allgemeinen Nebenwirkungen. Dabei sind allgemeine Nebenwirkungen extrem selten. Einige Patienten berichten über leichte, grippeähnliche Symptome, Kopfschmerzen oder Übelkeit. Hiervon zu trennen sind Reaktionen an der injizierten Stelle. So ist die Injektion, wie bereits besprochen, häufig schmerzhaft. Daneben kann es durch die Nadelstiche zu leichten Blutergüssen und Druckempfindlichkeit an der jeweiligen Hautstelle kommen. Theoretisch besteht auch die Gefahr einer möglichen Hautinfektion durch die Spritzen.

Da das Botulinumtoxin auf die neuromuskuläre Erregungsleitung wirkt, können auch in der Nähe der schwitzenden Hautareale liegende Muskeln unter Umständen beeinträchtigt werden. Ein klassisches Beispiel ist die Behandlung des krankhaften Schwitzens an der Stirn. Hier kann es sein, dass die darunter liegenden Stirnmuskeln betroffen sind, so dass es in sehr seltenen Fällen einmal zu einem Hängen des Oberlides kommt.

Bei der Behandlung des Achselschwitzens spielt die Nebenwirkung einer Muskelbeteiligung keine Rolle. Hingegen kann es bei Behandlung des Handschwitzens in seltenen Fällen zu einer diskreten Muskelschwäche im Finger-Daumenbereich kommen.

Kann dies soweit führen, dass ich meine Hand nicht mehr richtig bewegen kann?

Eine leichte Muskelschwäche macht sich in der Regel, falls sie auftritt, nur in der Feinmotorik bemerkbar. Im alltäglichen Gebrauch der Hand fällt dies häufig nicht auf. Personen, bei denen im Beruf jedoch die Feinmotorik eine entscheidende Rolle spielt, können sich hierdurch möglicherweise stark beeinträchtigt fühlen. Ein Beispiel hierfür sind Uhrmacher und Musiker. Hier muss im Einzelfall entschieden werden, ob eine Therapie mit Botulinumtoxin zu vertreten ist.

Hemmt Botulinumtoxin nur die Schweißsekretion oder habe ich auch kein Gefühl mehr in der betroffenen Haut?

Das Tastempfinden wird durch Botulinumtoxin nicht beeinträchtigt. So sind keine Gefühlsstörungen in den behandelten Hautarealen zu erwarten. Dies ist besonders wichtig im Hand- und Fußbereich, da hier die Tastempfindung eine entscheidende Rolle im Alltag spielt.

Wie lange wirkt Botulinumtoxin gegen das Schwitzen?

Die Behandlung mit Botulinumtoxin bringt immer nur eine temporäre Reduktion des Schwitzens mit sich, d.h. die Wirkung ist zeitlich begrenzt. Eine dauerhafte Therapie ist hiermit nicht zu erreichen. Bezüglich der Wirkdauer scheinen sowohl Unterschiede je nach Lokalisation des Schwitzens zu bestehen als auch unterschiedliche Wirkdauern bei den Patienten selbst.

In der Literatur werden Wirkdauern von 4–12 Monaten nach Behandlung für den axillären Bereich angegeben. Vereinzelt gibt es auch Berichte, dass die Wirkung bis zu 18 Monate andauert. Die klinische Routine zeigt jedoch, dass eine derart lange Wirkdauer nur sehr selten vorkommt.

[!] **Merke!**
Als Faustregel kann gelten, dass eine ausreichende Reduktion des Schwitzens in der Regel für sechs Monate gewährleistet ist.

Wirkt Botulinumtoxin an allen Körperstellen gleich lang?

Interessanterweise zeigt die Erfahrung, dass das Schwitzen im Bereich der Hand- und Fußsohle durch Botulinumtoxin häufig nur kürzer unterdrückt werden kann. Hier wirkt die Behandlung oft nur drei bis vier Monate. Es gibt Berichte, dass sich die Wirkdauer nach mehrmaliger Injektion verlängert. Die eigene Erfahrung der Autoren bestätigt dies jedoch nicht.

Kann man die Hyperhidrose-Therapie mit Botulinumtoxin beliebig oft wiederholen?

Ja, das muss man auch, weil das Mittel ja nur eine gewisse Zeit lang wirkt. Zwar besteht das theoretische Risiko, dass der Körper Antikörper gegen das Botulinumtoxin bildet, dies wurde aber bisher noch nicht bei der Hyperhidrose-Therapie beobachtet.

Mein behandelnder Arzt hat mir empfohlen, vor den Spritzen an den Handflächen ein Seifenbad durchzuführen. Was hat es damit auf sich?

Häufig kann es sinnvoll sein, wegen der dicken Hornschicht vor der Behandlung der Hände und Füße ein Seifenbad durchzuführen. Dies kann zum einen ermöglichen, dass eine aufgebrachte Betäubungssalbe besser wirkt, zum anderen sind die Injektionen in die Haut für den behandelnden Arzt leichter durchzuführen. Die Seifenbäder sind zwar nicht immer notwendig, können aber äußerst hilfreich sein. In der Regel werden sie direkt vor der Behandlung beim jeweiligen Arzt durchgeführt.

Ich habe gehört, die Behandlung mit Botulinumtoxin ist sehr teuer. Stimmt das?

Ja. Das liegt vor allem daran, dass das Präparat an sich sehr teuer ist. So liegen allein die Materialkosten für eine einmalige Behandlung ohne die Behandlungskosten durch den jeweiligen Arzt bereits bei ca. 400 €.

Es muss bedacht werden, dass es sich bei der Botulinumtoxin-Behandlung nur um eine zeitlich begrenzte Therapie handelt, d. h. etwa alle sechs Monate ist eine erneute Behandlung mit erneuten Kosten notwendig.

Übernimmt meine Krankenkasse die Therapie?

Eine Übernahme durch die Krankenkassen ist in der Regel nur im axillären Bereich möglich, da das Medikament Botox® nur für diese Indikation zugelassen ist. Aber auch in diesem Bereich bestehen strenge Anforderungen für die Übernahme durch die Kasse. So müssen die Standard-Therapien wie Antitranspirantien mit Metallsalzen versagt haben und die Schweißmenge muss einen bestimmten Wert (in der Regel 50 mg/min) überschreiten. Erst dann ist eine Übernahme der Kosten möglich.

Wie ist die Anwendung von Botulinumtoxin bei Kindern und Jugendlichen mit schwerer Hyperhidrose zu werten?

Hierzu sagt die Packungsbeilage des Medikaments, dass eine Anwendung bei Kindern und Jugendlichen unter 18 Jahren nicht erfolgen sollte. In Ausnahmefällen bei schwersten Formen der Hyperhidrose axillaris nach der Pubertät, bei denen alle anderen Therapieoptionen nicht zum Erfolg geführt haben, kann ein Einsatz diskutiert werden. Das ist jedoch nicht die Regel und sollte nur nach eingehender Aufklärung und Rücksprache mit dem behandelnden Arzt erfolgen.

Meine letzte Botulinumtoxin-Therapie im Bereich der Achselhöhlen ist jetzt vier Monate her. Ich habe seit einer Woche das Gefühl, dass die Schweißsekretion wieder leicht zunimmt. Sie ist aber noch um ein Vielfaches niedriger als vor der Behandlung. Kann das sein?

Die beschriebenen Symptome sind typisch für die Hyperhidrose-Therapie mit Botulinumtoxin. Die Schweißsekretion setzt nicht schlagartig wieder ein, sondern es kommt häufig Schritt für Schritt zum Wiederauftreten der Hyperhidrose. Manchmal kann sich dieser Prozess über Wochen hinweg hinziehen, bis wieder ein Schweißmaß wie vor der Behandlung erreicht wird.

Gibt es noch andere Einsatzgebiete für Botulinumtoxin neben dem Achsel-, Hand- und Fußschwitzen?

Wie bereits angedeutet, kann man auch bei einer fokalen Hyperhidrose des Gesichtsbereichs, vor allem an der Stirn, gute Therapieerfolge erzielen. Manche Patienten schwitzen auch krankhaft an der Kopfhaut und im Nackenbereich, auch hier kann eine Behandlung mit Botulinumtoxin sinnvoll sein, nicht zuletzt, weil Antitranspirantien an der Kopfhaut häufig schlecht aufzutragen sind.

Eine weitere Form der Hyperhidrose, die in der Regel sehr gut auf Botulinumtoxin-Injektionen anspricht, ist das Geschmacksschwitzen (gustatorische Hyperhidrose). Sowohl die Literatur als auch die klinische Erfahrung zeigen hierbei sehr gute Erfolge.

Auch sehr effizient behandelt werden kann das sogenannte Frey-Syndrom (siehe Kapitel 5). Hier spielt das Botulinumtoxin vor allem eine Rolle, da im Gegensatz zum Achsel- und Handschwitzen keine operative Therapie möglich ist.

7.7 Operationen zur Behandlung der Hyperhidrose

Ist eine Operation bei jedem Schweregrad sinnvoll?

Nein. Wichtig ist, dass jede Form der operativen Therapie der Hyperhidrose nur bei sehr schweren Formen des fokalen krankhaften Schwitzens zum Einsatz kommen sollte. Leichte und mittelgradige Formen sind häufig bereits durch die im vorigen Abschnitt genannten konservativen Therapieoptionen zu behandeln. In diesen Fällen ist es nicht nötig und nicht vertretbar, operative Verfahren einzusetzen. Darüber hinaus muss die Hyperhidrose therapierefraktär sein, d.h. die konservativen Therapieoptionen wie die Anwendung von Antitranspirantien, die Einnahme von Anticholinergika oder die Iontophorese-Behandlung haben in der Vergangenheit trotz richtiger Durchführung keinen Erfolg erbracht.

Wie geht es weiter, wenn die genannten konservativen Maßnahmen erfolglos waren?

Wenn dies der Fall ist, dann stehen Arzt und Patient gemeinsam an einem therapeutischen »Scheideweg«, an welchem entschieden werden muss, ob der Patient eine dauerhafte operative Behandlung der Hyperhidrose möchte oder wie im Vorfeld besprochen eine zeitlich begrenzte, aber ohne Operation auskommende Behandlung mit Botulinumtoxin.

Wichtig für den Patienten ist, dass operative Methoden nur bei den primären fokalen Hyperhidrosen Anwendung finden können. Eine generalisierte Hyperhidrose ist keiner operativen Therapie zugängig. Auch unter den fokalen Hyperhidrosen gibt es bestimmte Hautareale, die gut zu behandeln sind (z. B. Achselschwitzen), während andere operativ nur sehr schwer bzw. gar nicht zu behandeln sind (z. B. Fußsohlen).

[!] **Merke!**
Die Entscheidung, ob eine operative Technik für den jeweiligen Patienten in Betracht kommt, und wenn ja welche, kann *nur* in einem persönlichen Aufklärungsgespräch zwischen dem behandelnden Arzt und Patient erfolgen.

Muss ich immer erst konservative Therapieformen versucht haben, bevor ich operiert werde?

Ja. Auch wenn der Patient aufgrund einer hohen Schweißmenge gegenüber einer konservativen Therapien vielleicht skeptisch sein mag, so sind diese jedoch immer vor einer Operation auszuschöpfen. Teilweise sind die Patienten überrascht, wie gut auch mittelgradige Formen z. B. durch lokale Antitranspirantien zu beherrschen sind.

Ich habe gehört, man kann direkt an der Haut oder auch am zuführenden Nerv operieren. Wie unterscheiden sich die Verfahren?

Bei den operativen Verfahren wird zwischen denjenigen unterschieden, die direkt am Ort des Schwitzens ansetzen (lokale Verfahren) und solchen, die den zuführenden Sympathikus-Nerven (Sympathektomie/Sympathikolyse) ausschalten.

Im Folgenden sollen die einzelnen operativen Techniken besprochen werden, die Erfolgsaussichten der einzelnen Verfahren, ihre Risiken sowie die Vorbereitung und Nachsorge der einzelnen Techniken. Zuerst wird auf die lokalen Operationsverfahren eingegangen, d. h. Verfahren, die mittels verschiedener Techniken Schweißdrüsen entfernen. Aufgrund der anatomischen Gegebenheiten können diese Verfahren lediglich *bei primärem krankhaftem Achselschwitzen* zum Einsatz kommen, da nur die Beschaffenheit der axillären Haut derartige Operationsverfahren zulässt. Hingegen ist eine lokale Operation im Bereich der Handflächen und

Fußsohlen nicht möglich. Sie würde zu schweren Schäden in diesem Bereich führen und kann daher nicht durchgeführt werden.

Ist vor der Operation eine spezielle Diagnostik notwendig?

Wie bei allen anderen Therapien auch, steht zuerst einmal die Krankengeschichte (Anamnese) im Vordergrund. Zusätzlich sollte jedoch im Vorfeld der Operation zumindest ein qualitatives (z. B. Jod-Stärke-Test nach *Minor*) und/oder quantitatives Verfahren (Gravimetrie) durchgeführt werden. Hier hilft vor allem der Jod-Stärke-Test, um die genaue Größe und Lokalisation des Schwitzareals vor der Operation festzulegen.

Zusätzlich ist es bei einer Operation wichtig, zu wissen, ob Grunderkrankungen oder Medikamenteneinnahmen vorliegen, die gegen einen operativen Eingriff sprechen könnten.

Alle diese Fragen werden in einem persönlichen Aufklärungsgespräch zwischen dem behandelnden Arzt und dem betroffenen Patienten erörtert.

Wenn in dem Aufklärungsgespräch klar wird, dass ich für eine Operation geeignet bin und keine Kontraindikationen bestehen, kann ich am gleichen Tag operiert werden?

Nein. Es gilt, dass zwischen einem Aufklärungsgespräch und einer geplanten Operation ein Mindestzeitabstand (in der Regel mindestens 24 Stunden) liegen muss. Dies ist rechtlich vorgegeben und daher unbedingt einzuhalten. So kann der Patient sich noch einmal genau alle erhaltenen Informationen durch den Kopf gehen lassen und sich in Ruhe für oder gegen den jeweiligen Eingriff entscheiden.

Können derartige Operationen während der Schwangerschaft durchgeführt werden?

Nein. Während der Schwangerschaft und Stillzeit verbieten sich derartige Eingriffe. Hier kann versucht werden, die Zeit bis zur Operationsfähigkeit durch lokale Applikationen von Metallsalzen zu überbrücken.

Mein Arzt hat gesagt, dass er mich erst in zwei Wochen operieren will, weil ich bis heute wegen Kopfschmerzen Aspirin eingenommen habe und mein Blut daher zu dünn sei. Er sagte, eine Operation während laufender Medikation mit blutverdünnenden Medikamenten sei nicht möglich.

Hier hat der behandelnde Arzt Recht. Es gibt eine Reihe von Gegebenheiten, weshalb Patienten blutverdünnende Medikamente einnehmen. So können bestehende Grunderkrankungen (z. B. eine Thrombose) es notwendig machen, dass Patienten für eine gewisse Zeit oder teilweise auch dauerhaft mit blutverdünnenden Medikamenten (z. B. Marcumar, Heparin) behandelt werden. Hierdurch ist ein erhöhtes Blutungsrisiko während einer Operation gegeben und es kann verstärkt zu schweren Blutergüssen kommen, weshalb Wahleingriffe (= elektive Eingriffe) wie eine Schweißdrüsenentfernung nicht unter einer derartigen Therapie erfolgen sollten.

Was muss ich weiter bezüglich einer Blutverdünnung beachten?

Ebenfalls blutverdünnend wirken einige Schmerzmittel, hierunter besonders Medikamente mit enthaltener Acetylsalicylsäure (z. B. Aspirin®). Auch andere Präparate (z. B. gegen Kopfschmerzen) haben häufig einen Anteil von Acetylsalicylsäure (z. B. Thomapyrin®). Acetylsalicylsäure führt ebenfalls zu einer Blutverdünnung durch Hemmung der Aggregation von Blutplättchen (Thrombozyten). Hierdurch ist die Blutungszeit verlängert und somit bei einer Operation die Gefahr von Blutungen und schweren Blutergüssen deutlich erhöht. Da die Wirkung von Acetylsalicylsäure über das letzte Einnahmedatum des Medikaments hinaus geht, sollten Operationen nicht am gleichen oder einen Tag danach erfolgen. Bei einem Abstand von 14 Tagen zwischen der letzten Einnahme von Acetylsalicylsäure und der Operation besteht ausreichende Sicherheit.

Gibt es unterschiedliche Operationstechniken an der axillären Haut bei der Hyperhidrosis axillaris?

Ja. Es gibt eine Vielzahl von verschiedenen Techniken, die in der medizinischen Fachliteratur beschrieben sind. Es würde den Rahmen dieses

Operationen zur Behandlung der Hyperhidrose 119

Buches sprengen, jede einzelne Technik im Detail aufzulisten. Im Folgenden sollen die gerade im deutschen Raum am häufigsten durchgeführten Eingriffe genannt werden.

Eine grobe Unterteilung der lokalen operativen Therapien erfolgt in solche, die Haut entfernen, und solche, die lediglich unter der Haut arbeiten, um gezielt die Schweißdrüsen zu entfernen. Die Haut entfernenden Verfahren werden auch Exzisionstechniken genannt. Sie werden immer weniger angewandt und ihre Bedeutung tritt mehr und mehr in den Hintergrund.

7.7.1 Lokale operative Verfahren

Brauche ich für die lokalen operativen Verfahren eine Vollnarkose?

In der Regel ist für die genannten Techniken keine Vollnarkose notwendig. Im Gegensatz hierzu muss die Sympathektomie, d. h. die Operation am zuführenden Nerven, immer in Vollnarkose erfolgen (siehe Kapitel 7.7.2).

In den letzten Jahren hat sich eine spezielle Form der örtlichen Betäubung durchgesetzt. Bei dieser sogenannten Tumeszenz-Lokalanästhesie (lat. tumescere = aufblasen) wird eine stark verdünnte Lokalanästhesielösung in das Fettgewebe unterhalb der axillären Haut gespritzt (Abb. 21). Hierdurch wird die Blutung während der Operation sowie die Schwellung nach dem Eingriff deutlich vermindert. Ein zusätzlicher Vorteil hierbei ist, dass diese Flüssigkeit wie eine Art »Schutzschicht« wirkt, die während der Operation tiefer liegende Strukturen wie größere Nerven und Gefäße schützt.

Durch diese neue Form der Anästhesie ist die Vollnarkose praktisch nicht mehr notwendig. Es mag jedoch Ausnahmen und Einzelfälle geben, bei denen sie noch angewandt werden kann.

[!] **Merke!**
Durch das Einspritzen der Flüssigkeitsmenge unter die axilläre Haut tritt ein Schweregefühl ein. Dies ist jedoch normal und gehört zum Verfahren!

Bin ich dann während des gesamten Eingriffs hellwach?

Auch wenn viele Patienten die Vorstellung komisch oder beängstigend finden, so zeigt die Erfahrung, dass dies in der Regel kein Problem

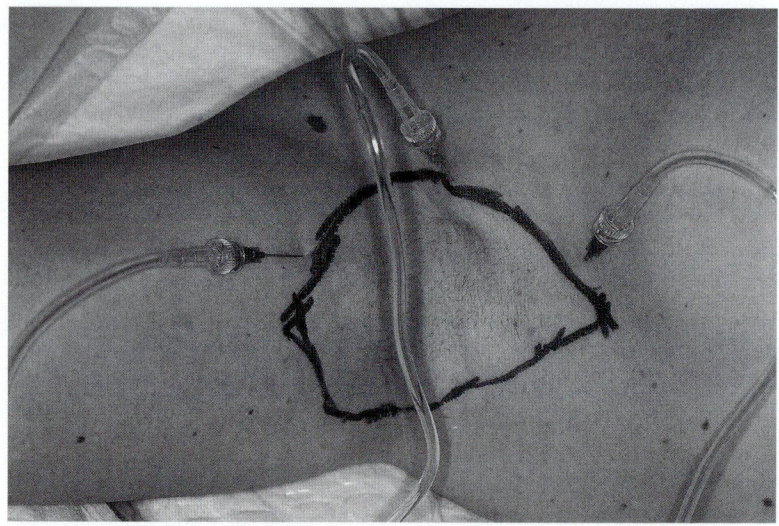

Abbildung 21: Tumeszenz-Lokalanästhesie zur örtlichen Betäubung der axillären Region vor einer Operation bei bestehender Hyperhidrosis axillaris, die im Vorfeld durch keine konservative Therapie zu beherrschen war. Über Nadeln wird die Anästhesielösung unter die Haut eingebracht. Das schwitzende Areal wurde im Vorfeld mittels Jod-Stärke-Test ermittelt und ist in der vorliegenden Abbildung schwarz umrandet.

darstellt. Die Operationen laufen, nachdem die Betäubung wirkt, schmerzfrei ab und in der Regel merken die Patienten nicht viel von dem Eingriff.

Ich bin sehr nervös und glaube nicht, dass ich alles mitbekommen möchte.

Bei sehr ängstlichen Patienten kann unter Umständen zusätzlich eine Beruhigungstablette oder Beruhigungsspritze gegeben werden, auch wenn dies nur sehr selten notwendig ist.

Was habe ich genau unter einem Exzisionsverfahren zu verstehen?

Bei diesen Techniken werden die gesamte schwitzende Hautfläche oder Teile davon herausgeschnitten. Dies führt, wie man sich vorstellen kann, zu großen Wundflächen im axillären Bereich. Diese offenen Wunden werden je nach Methode wieder mit Haut aus der Umgebung verschlossen. Hierbei kann die Haut entweder einfach »zusammengezogen« werden oder es muss bei größeren Defekten Haut aus der Umgebung verschoben werden.

Werden diese Techniken noch häufig durchgeführt?

Heutzutage werden diese Techniken seltener durchgeführt und empfohlen. Es gibt aber Fälle, bei denen sie noch sinnvoll sind. Zum Beispiel Patienten, die nur in einem sehr kleinen Areal krankhaft schwitzen, welches dann mit einem kleinen Schnitt und einer relativ kleinen Narbe entfernt werden kann. Dies muss vom behandelnden Operateur entschieden werden.

Haben diese Exzisionstechniken auch Vorteile?

Der Vorteil dieser älteren Techniken ist, dass nach dem Herausschneiden der gesamten Haut natürlich das Schwitzen sehr stark reduziert ist.

[!] **Merke!**
Wo keine Schweißdrüsen mehr sind, da ist keine Sekretion von Schweiß mehr möglich.

Warum wird die Technik nur noch so selten angewandt, wenn sie so wirksam ist?

Das Problem sind die häufigen und teilweise schweren Komplikationen und Nebenwirkungen. Zum einen führt der Verschluss der großen Wundflächen zu ausgedehnten Narben (Abb. 22). Diese können kosmetisch stören, aber auch körperliche Funktionen (z. B. die Bewegung des Schul-

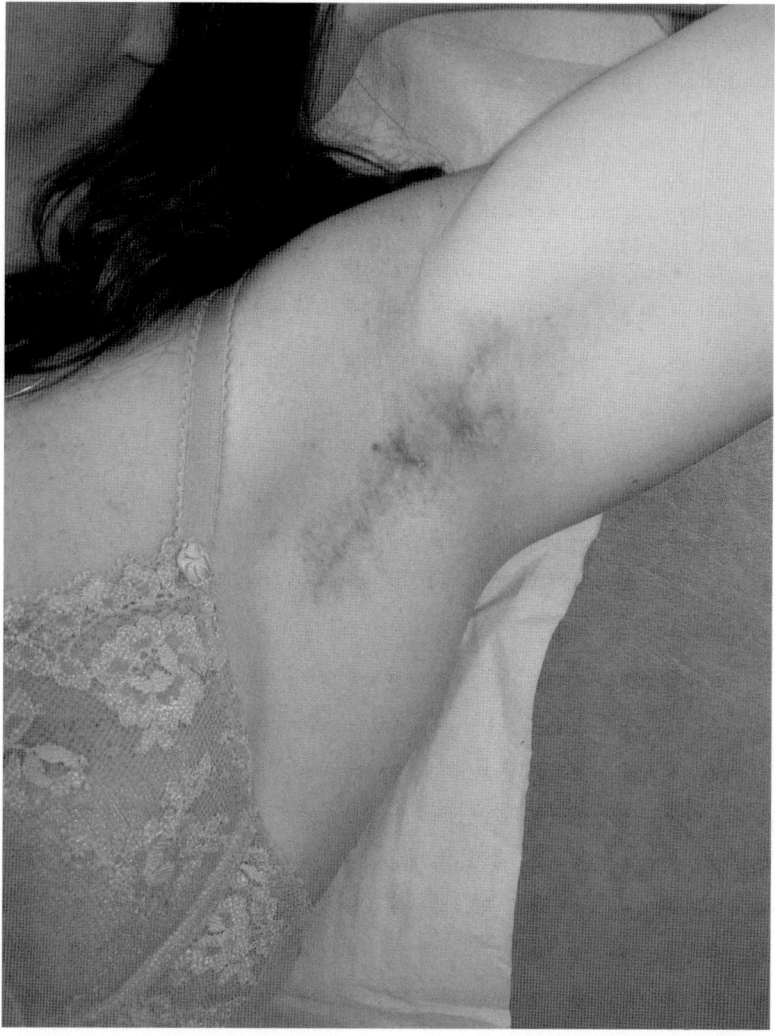

Abbildung 22: Patientin, die sich vor drei Monaten einer speziellen Exzisionstechnik zur Behandlung einer schweren Hyperhidrosis axillaris unterzogen hat. Die noch frische Narbe ist erkennbar und zieht sich durch den gesamten axillären Bereich. Im Vergleich zu den zwei kleinen Einschnitten bei einer Schweißdrüsen-Saugkürettage erscheint die Narbe deutlich größer und auffälliger.

tergelenks) beeinträchtigen. Gerade junge Frauen, die an einer axillären Hyperhidrose leiden, wünschen, dass keine größeren Narben im axillären Bereich beim Tragen eines Badeanzuges oder eines Trägerkleides sichtbar sind. Auch eine mögliche Einschränkung der Bewegung im Schultergelenk kann sehr unangenehme Auswirkungen auf das soziale und berufliche Leben haben. Darüber hinaus kommt es häufig nach derartigen Operationen zu Wundheilungsstörungen, Blutergüssen oder auch abgestorbenen Hautbereichen (Hautnekrosen). Nicht zu vergessen ist, dass nach den Eingriffen häufig mit längeren Schonphasen für die Wunden zu rechnen ist, was sich viele Patienten im beruflichen Alltag nicht erlauben können.

Muss ich vor einer Operation nüchtern sein?

Wenn die Operation in Tumeszenz-Lokalanästhesie durchgeführt wird, ist es nicht nötig, dass Sie nüchtern bleiben. Je nachdem, wann der Eingriff durchgeführt wird, ist ein leichtes Frühstück oder Mittagessen ohne Probleme möglich.

[!] **Merke!**
Alkohol hingegen sollten Sie vor keinem operativen Verfahren zu sich nehmen.

Sind spezielle Blutentnahmen im Vorfeld der Operation notwendig?

Ein Blutbild und die Gerinnungsparameter werden meist vom behandelnden Arzt gewünscht. Dies wird jedoch im Vorfeld während des Beratungsgesprächs mit dem Patienten genau erörtert.

Welche Verfahren zur Schweißdrüsenentfernung ohne Hautexzision gibt es?

Wie bereits erwähnt, sind hierzu in der Literatur zahlreiche Techniken beschrieben worden. Das Grundprinzip besteht darin, dass in der Regel über ein bis zwei kleine Öffnungen ein spezialisiertes Operationsinstrument unter die Haut geschoben wird und hiermit je nach Technik eine Entfernung bzw. Zerstörung der Schweißdrüsen angestrebt wird. Dadurch soll ermöglicht werden, dass im Idealfall nur die kleinen Einstichstellen als Narben sichtbar bleiben, der Hauptteil der axillären Haut jedoch nicht zerstört wird.

Welches sind die häufigsten Techniken ohne Hautentfernung?

Ein häufig durchgeführter Eingriff ist die sogenannte Schweißdrüsen-Saugkürettage, bei der es zu einer Entfernung von kleinen Anteilen oberflächlichen Fetts unter der Achselhöhle sowie einer Kürettage an der Grenze von Fettgewebe und Lederhaut kommt (Abb. 23).

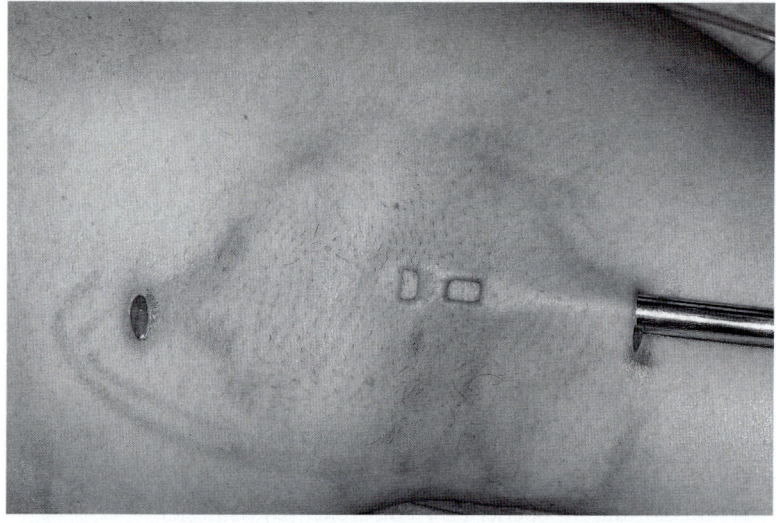

Abbildung 23: Intraoperatives Bild einer Schweißdrüsen-Saugkürettage. Über zwei kleine Hautschnitte wird ein spezielles Operations-Instrument unter die Haut gebracht, um die Schweißdrüsen abzuschaben und direkt im Anschluss abzusaugen. An der Spitze des Operations-Instruments ist die Haut eingezogen, um so eine besseres Abschaben zu ermöglichen. Das schwitzende Areal wurde im Vorfeld mittels Jod-Stärke-Test ermittelt und ist in der vorliegenden Abbildung umrandet.

Daneben gibt es die Technik der reinen Kürettage (»Abschaben«), bei der ein Operationsinstrument unter die Haut geschoben wird und die Schweißdrüsen nur »abgekratzt« werden. Im Folgenden wird vor allem auf die Schweißdrüsen-Saugkürettage eingegangen, da dieses Verfahren unter den hautschonenden Techniken am populärsten ist.

Ich habe gelesen, dass die Schweißdrüsen-Saugkürettage ein »minimal-invasives« operatives Verfahren ist. Was bedeutet das?

»Minimal-invasiv« bezeichnet in der Medizin, dass Operationsinstrumente in geringerem Maße als bei »offenen« Operationen in den Körper eingeführt werden. Hierdurch soll betont werden, dass Unannehmlichkeiten und Risiken bei dem Verfahren reduziert sind.

Heißt »minimal-invasiv« also, dass bei der Operation gar keine Risiken bestehen?

Zwar bedeutet das Wort »minimal-invasiv«, dass Risiken und Nebenwirkungen als geringer einzuschätzen sind, jedoch nicht, dass es keine Nebenwirkungen gibt. Wer auch immer das behauptet, sagt schlicht die Unwahrheit. Je nach angewandtem Operationsinstrument, durchgeführter Technik und Erfahrung des Operateurs kann es zu den im Folgenden genannten Komplikationen auch bei minimal-invasiven Techniken kommen. Wenngleich einige von ihnen extrem selten sind, so gehört ihre Nennung doch in ein ordentliches Aufklärungsgespräch vor einer Operation.

- Blutergüsse (Hämatome)
- Wundinfektion
- Gefühlsstörung im operierten Hautbereich (Dysästhesie)
- Verlust der axillären Behaarung
- Erosionen/Ulzerationen der axillären Haut
- Knoten/Narbenstrangbildung unter der Haut
- Narbenbildung (beim minimal-invasiven Verfahren sehr klein im Bereich der Einstichstellen)
- Pigmentverschiebung der Haut

- Wundschmerz
- Ansammlung von Wundflüssigkeit unter der Haut

[!] **Merke!**
Eine Operation ohne Risiken gibt es nicht.

Ist die Schweißdrüsen-Saugkürettage identisch mit einer Fettabsaugung, die anstatt z. B. an der Reithose in der Achselhöhle stattfindet?

Während die Vorbereitung zur Operation sowie die Anaesthesie tatsächlich bei beiden Verfahren fast identisch sind, unterscheidet sich jedoch die Operationstechnik. Zwar wird auch bei der Schweißdrüsen-Saugkürettage Fettgewebe entfernt, dies jedoch in einem viel geringeren Maß als bei der Fettabsaugung und nur sehr oberflächlich, direkt unter der Lederhaut an den Stellen, an denen Teile der Schweißdrüsen sitzen. Daran schließt sich ein Abschaben (= Kürettage) der Schweißdrüsen an, welche an der Grenze zwischen Fettgewebe und Lederhaut sowie in der tiefen Lederhaut liegen. Hierdurch ist die Erfolgsquote der Operationen deutlich höher geworden. Daher entspricht die Schweißdrüsen-Saugkürettage auch nicht allein in einer Absaugung, sondern einer Kombination von zwei operativen Schritten.

Wie lange dauert eine Schweißdrüsen-Saugkürettage zur Behandlung der axillären Hyperhidrose ungefähr?

Bei der Operation sind mehrere Schritte zu beachten. So muss zuerst der Schweißtest durchgeführt und dann die Tumeszens-Anästhesie infiltriert werden. Danach erfolgt die Operation und im Anschluss eine Überwachungszeit, bei der der Patient nach dem Eingriff für eine gewisse Zeit unter Beobachtung steht. In der Regel bedeutet dies, dass der Patient sich morgens beim behandelnden Arzt zum Eingriff vorstellt und die gesamte Behandlung nach etwa drei Stunden beendet ist.

Heißt das, ich kann die Praxis/Klinik nach dem Eingriff wieder verlassen?

Das Verfahren erlaubt in der Regel eine ambulante Behandlung: Der Patient verlässt die Klinik/Praxis nach einer Überwachungszeit und stellt sich am nächsten Tag zur Kontrolle des Befundes und zum ersten Verbandswechsel vor. Dieser Ablauf hat sich sehr bewährt und ist sowohl angenehm als auch sicher für den Patienten.

Wieso kann es zum Haarverlust kommen?

Die Haarfollikel liegen nun einmal in enger Nachbarschaft zu den Schweißdrüsen. Werden die Schweißdrüsen entfernt bzw. zerstört, kann es auch sein, dass Haarfollikel getroffen werden. Hierdurch kann es zu einem teilweisen Verlust der axillären Behaarung kommen. Während viele Frauen dies nicht als unangenehm, sondern oft als positiven Begleiteffekt sehen, müssen Männer besonders darüber aufgeklärt werden, da einige ungern ihr axilläres Haar verlieren.

Ich habe vor zwei Wochen eine Schweißdrüsen-Saugkürettage durchführen lassen. Auf der linken Seite kann ich nun unter der Haut drei etwa erbsgroße Knoten tasten, auf der rechten Seite einen kleinen harten Strang. Ist das normal? Bleibt das so?

Der beschriebene Befund gehört zu den häufigeren Nebenwirkungen des Verfahrens. Diese unter der Haut liegenden (subkutanen) Verhärtungen spiegeln die Wundheilung in der Tiefe wieder. Während der Operation muss ja das Fettgewebe von der darüber liegenden Lederhaut getrennt werden. Um wieder eine stabile Verbindung zwischen Fett und Haut zu erlangen, muss in den Wochen nach der Operation ein Zusammenwachsen erfolgen. Bei einigen Patienten ist dieser Prozess in Form von Verhärtungen spürbar und/oder ertastbar. Hierbei können sowohl einzelne kleine Knötchen als auch narbige Stränge auftreten. Fast immer verschwinden diese Verhärtungen im Laufe der Zeit nach der Operation. Dies kann jedoch einige Wochen bis Monate dauern.

[**!**] **Merke!**
Gegebenenfalls kann eine »Narbenmassage« helfen, die Verhärtungen deutlich schneller weich werden zu lassen bzw. zu entfernen. Ihr behandelnder Arzt kann Ihnen genau zeigen, wie Sie die Verhärtungen selbst massieren können.

Ich habe gehört, bei der Schweißdrüsen-Saugkürettage muss die Wunde gar nicht genäht werden?

Da die Einstichstellen bei dieser Technik sehr klein sind (bis zu 5 mm), können sie häufig ohne eine Naht verschlossen werden (siehe Abb. 24). Hierdurch spart man sich das Fädenziehen. In der Regel erfolgt der Verschluss mit einem Klammerpflaster. Wenn eine Hautnaht erfolgt, werden die Fäden nach etwa 10–12 Tagen gezogen.

Wann kann ich nach der Operation wieder duschen?

Wenn die Wundheilung problemlos abläuft, kann bereits am ersten Tag nach der Operation unter Zuhilfenahme von wasserdichten Duschpflastern wieder geduscht werden.

[**!**] **Merke!**
Derartige Verhaltensregeln beziehen sich auf den Normalfall. Wie der Patient sich im Einzelnen zu verhalten hat, entscheidet der behandelnde Arzt unter Berücksichtigung der jeweiligen Wundverhältnisse.

Ist meine Achselhöhle nach der Operation nicht empfindlich? Muss ich sie speziell schützen?

Es ist sehr wichtig und sinnvoll, dass in den ersten Tagen nach der Behandlung die Achselhöhle gut gepolstert ist. Zum einen ist es ganz normal, dass Teile der Betäubungsflüssigkeit noch nachlaufen und daher von einem dickeren Verband aufgefangen werden sollen. Zum anderen soll unterstützend das Anwachsen von Lederhaut und Fettgewebe vorangetrieben werden. Hierbei ist es sinnvoll, wenn man von außen Druck auf

Operationen zur Behandlung der Hyperhidrose 129

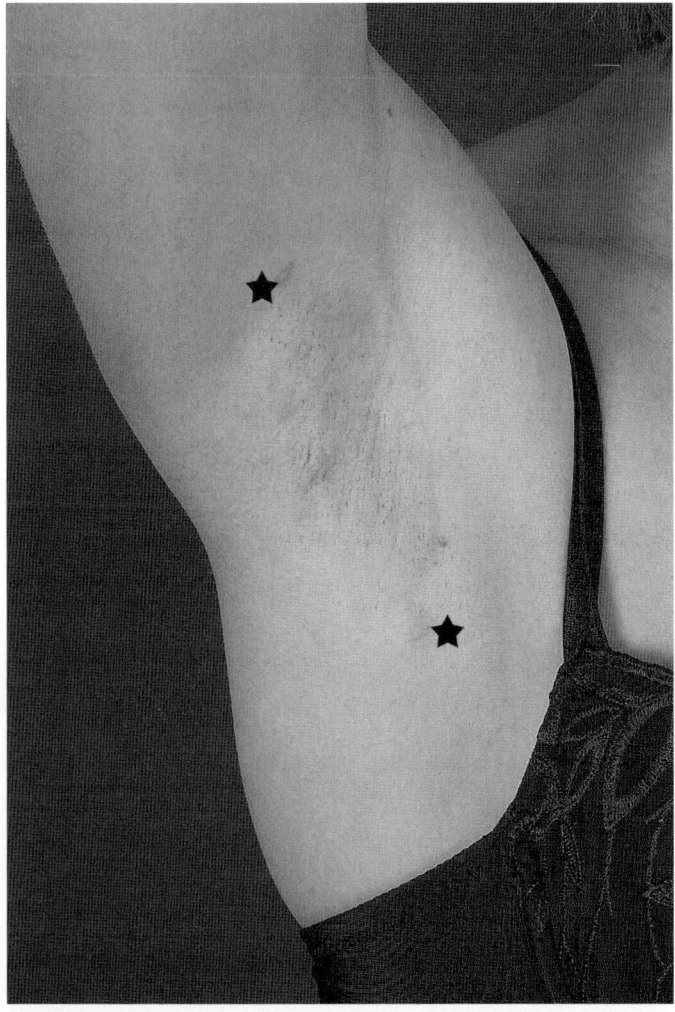

Abbildung 24: Axilläre Region bei einer Patientin, die sich drei Monate zuvor einer Schweißdrüsen-Saugkürettage unterzogen hatte. Durch die Operation kam es zu einer vollständigen Normalisierung des Schwitzens. Bis auf leichte Hämatome und einen diskreten Verlust der Achselhaare gab es keine weiteren Komplikationen. Man beachte die sehr kleinen Narben, die durch das Einführen der Operationsinstrumente entstanden sind (*).

die Achselhöhle ausübt. Dies kann entweder mit einem von außen angebrachten, Druckverband erfolgen oder durch das Tragen eines Rucksack-Verbandes.

Ich habe nach der Operation an einer Seite eine ca. 1 €-Stück große, nässende, wunde Stelle. Ist das gefährlich?

Bei der beschriebenen Nebenwirkung handelt es sich um eine seltene Komplikation, bei der meistens im Zentrum der axillären Haut die Durchblutung der Haut reduziert ist. Dadurch kann es zu oberflächlichen Wunden kommen, im schlimmsten Fall auch zu einem Verlust von Hautstücken. Diese Wunden heilen in der Regel von allein zu (sekundäre Wundheilung).

Ist die Schweißdrüsen-Saugkürettage immer und bei jedem Patienten erfolgreich?

Nein. Eine 100-prozentige Erfolgsgarantie gibt es bei keinem operativen Verfahren. Jedoch hat sich in den letzten Jahren die Technik der Schweißdrüsen-Saugkürettage unter anderem durch die Entwicklung von neuen und effektiveren Operationsinstrumenten stetig verbessert. Hierdurch konnte die Erfolgsquote dieses operativen Verfahrens auf ca. 90 % gesteigert werden. Dies bedeutet, dass bei ca. neun von zehn Patienten es zu einer suffizienten Reduktion der Hyperhidrose kommt. 10 % jedoch profitieren nicht ausreichend von einer derartigen Operation und bedürfen einer weiteren Therapie.

Ich habe gehört, dass die minimal-invasiven Verfahren wiederholbar sind?

Dadurch, dass keine Haut entfernt wird, sondern die Operation sozusagen nur unter der Haut abläuft, sind diese Techniken tatsächlich wiederholbar. Das heißt, wenn die Hyperhidrosis axillaris bei einem Patienten nicht ausreichend mit der Schweißdrüsen-Saugkürettage reduziert wurde, kann sie erneut durchgeführt werden.

Operationen zur Behandlung der Hyperhidrose

Voraussetzung hierfür ist jedoch, dass im Operationsgebiet eine ausreichende Wundheilung eingetreten ist. In der Regel dauert dies mindestens sechs Monate (vgl. Abb. 24).

Kann es bei der Operation auch zu Nervenschäden kommen?

Berichte einiger Patienten lassen darauf schließen, dass die kleinen Hautnerven, die für die Berührungsempfindlichkeit der Haut verantwortlich sind, durch die Operation geschädigt werden können. Dies bedeutet, dass es an der Achselhaut zu Gefühlsstörungen kommen kann. In der Regel sind diese zeitlich begrenzt, können jedoch monatelang anhalten. Zum Glück ist die Berührungsempfindlichkeit an dieser Stelle nicht so entscheidend wie z. B. die Tastempfindung an den Händen und Fingern.

Nervenschäden an den tiefer liegenden, großen Nerven, durch die es zu Bewegungsstörungen im Arm kommt, wurden nach einem minimal-invasiven Eingriff noch nicht beschrieben.

Ist die Zeit nach der Operation sehr schmerzhaft?

In der Regel geben die Patienten nur wenige bis keine Schmerzen nach der Operation an. Ein Vorteil ist die Tumeszenz-Lokalanaesthesie, die teilweise noch zwei bis drei Stunden nach der Operation anhält. Manche Patienten beschreiben leichte Schmerzen und/oder ein Brennen im Bereich der Achselhöhle. Falls dies auftritt, können die Schmerzen aber durch leichte Schmerzmittel gut kontrolliert werden.

[!] **Merke!**
Kurz nach der Operation sollten eher keine Schmerzmittel mit Acetylsalicylsäure verwendet werden, da diese bekanntlich das Blut verdünnen.

Wie lange darf ich nach einer solchen Operation keinen Sport machen?

Hierbei kommt es sehr auf den ausgeübten Sport an. Leichtes Walken ist bereits einige Tage nach der Operation möglich. Bei normal verlaufender

Wundheilung können die Patienten in der Regel bereits zwei bis drei Wochen nach dem Eingriff regelrecht Sport treiben. Eine Ausnahme bilden Sportarten, die das Schultergelenk extrem belasten (z. B. Tennis, Badminton, Volleyball). Hier ist eine längere Pause notwendig. Auf Krafttraining sollte für mindestens sechs Wochen verzichtet werden (z. B. Klimmzüge).

Wie sieht es mit dem Besuch von Schwimmbädern und Saunen aus?

Da es beim Schwimmen und auch bei Saunagängen zu einer starken Durchfeuchtung der Haut kommt, sollten diese Aktivitäten für etwa sechs Wochen nach dem Eingriff nicht erfolgen.

Wenn ich die Klinik nach dem Eingriff verlasse, kann ich dann Auto fahren?

Nein. Auch wenn das Verfahren ambulant durchführbar ist, brauchen Sie eine Begleitung.

[!] **Merke!**
Bei einem Unfall besteht in solchen Fällen kein Versicherungsschutz.

Können die minimal-invasiven Techniken auch bei der Bromhidrose (Geruchsschwitzen) durchgeführt werden?

Ja. Im asiatischen Raum ist die Indikation für Bromhidrose sogar weitaus häufiger die Ursache für eine Schweißdrüsen-Saugkürettage als die Hyperhidrose. Durch eine Entfernung/Zerstörung der apokrinen Schweißdrüsen kann es auch zu einer deutlichen Verbesserung des Geruchsschwitzens kommen. Technik, Nachsorge sowie Nebenwirkungen entsprechen hierbei denen, die auch für die Behandlung der axillären Hyperhidrose gelten.

Übernimmt die Krankenkasse die Kosten für eine solche minimal-invasive Operation?

Ein grundsätzlicher Anspruch auf Erstattung der Kosten für die Schweißdrüsen-Saugkürettage besteht nicht. Es handelt sich hierbei immer um eine Einzelfallentscheidung. Es ist jedoch unbedingt notwendig, dass zuvor bereits konservative Therapien versucht wurden, die keinen Erfolg brachten. Darüber hinaus wird häufig auch von der Krankenkasse im Vorfeld eine quantitative Bestimmung der Schweißmenge mittels Gravimetrie gefordert (für Details siehe Kapitel 8).

Ich habe gehört, dass man direkt nach einer Operation nicht rauchen sollte. Da ich ein starker Raucher bin, möchte ich wissen, wie lange ich nach einer Operation aussetzen sollte?

Es ist bekannt, dass Rauchen die Durchblutung reduziert und daher dringend zu raten, dass die Patienten mindestens 48 Stunden nach der Operation nicht rauchen, um so optimale Voraussetzungen für die Wundheilung zu schaffen.

[!] **Merke!**
Rauchen stört nicht nur die Wundheilung, sondern ist auch ein bekannter Auslöser für krankhaftes Schwitzen. Daher lohnt es sich für den Hyperhidrose-Patienten doppelt, mit dem Rauchen aufzuhören.

Kann es sein, dass ich nach der Operation nicht mehr unter den Armen schwitze, aber plötzlich an anderen Körperstellen?

Dieses Phänomen der »kompensatorischen Hyperhidrose« ist eine typische und häufige Nebenwirkung von Operationen am Grenzstrang (Sympathikus). Bei den lokal-chirurgischen Verfahren wie der Schweißdrüsen-Saugkürettage ist es nicht bekannt und auch nicht zu erwarten.

Ich habe gehört, dass man frische Narben nicht der Sonnenstrahlung aussetzen darf, ist das richtig?

Frische Narben reagieren verstärkt auf UV-Strahlung. Das bedeutet, dass die frischen Narben sowohl bei Sonnenstrahlung als auch bei Solarium-Benutzung mit einer vermehrten Pigmentierung reagieren können. Solange eine Narbe »nicht ausgereift ist«, sollte keine Sonnenexposition der frisch operierten Areale erfolgen. Man riskiert sonst kosmetisch sehr unschöne, nicht vorhersagbare Hyperpigmentierungen.

Ich bin bereits vor Jahren in der Achselhöhle wegen eines Unfalls operiert worden. Kann ich trotzdem eine Schweißdrüsen-Saugkürettage durchführen lassen?

Dies ist eine sehr spezielle Fragestellung und kann beim jeweiligen Patienten nur nach eingehender Untersuchung der axillären Region durch den behandelnden Arzt entschieden werden. Hierbei kommt es vor allem auf die Narbenverhältnisse im axillären Bereich an.

Ich habe vor fünf Jahren eine Brustvergrößerung mit Silikonimplantaten durchführen lassen. Die Implantate wurden über die Achselhöhle eingebracht. Ist dies ein Hindernis?

Hier gilt das Gleiche wie bei allen anderen vorangegangenen Operationen der Achselhöhle. Der Fall muss aber individuell entschieden werden. In der Regel stellen über den axillären Zugang eingebrachte Implantate keine Kontraindikation für eine spätere Schweißdrüsen-Saugkürettage dar.

7.7.2 Endoskopisch transthorakale Sympathektomie (ETS)

Worin unterscheidet sich das Prinzip der Sympathektomie von dem der lokal chirurgischen Verfahren?

Die Sympathektomie findet nicht im Bereich der axillären Haut statt. Die Operation setzt an einer völlig anderen anatomischen Stelle an und zwar direkt am sympathischen Nervensystem. Die Durchtrennung dieser Nerven führt zu einer Unterbrechung der Impulse vom Sympathikus zu den Schweißdrüsen.

Wieso spricht man von einer endoskopisch transthorakalen Sympathektomie (ETS)?

Musste früher aufgrund der verborgenen Lage der Nerven der Brustkorb durch große Operationsschnitte eröffnet werden (klassische Sympathektomie), ist dies heute mittels einer Brusthöhlenspiegelung möglich. Hierbei wird über endoskopische Instrumente die Durchtrennung der Nerven durchgeführt, wodurch das Verfahren mit deutlich weniger Risiken und Nebenwirkungen verbunden ist. Dies erklärt die Bezeichnung »*endoskopische transthorakale Sympathektomie*« *(ETS)*.

Wie sehen die für die Operation wichtigen anatomischen Gegebenheiten aus?

Die Nervenfasern des Sympathikus bilden mit ihren Ganglien, den Nervenverschaltknoten, einen strickleiterähnlichen Strang, welcher beiderseits der Wirbelsäule an der Körperrückwand verläuft. Die Ganglien stehen über Äste und Verbindungen untereinander in Kontakt. Durch sie verlaufen die Nervenfasern zu den Schweißdrüsen der jeweiligen Körperseite (vgl. hierzu auch Abb. 3 und Kapitel 2).

Wann ist die ETS sinnvoll?

Die Indikation zur operativen Entfernung oder Unterbrechung der sympathischen Nervenfasern im Brustbereich, d. h. der Grund für den als »endoskopische transthorakale Sympathektomie« bezeichneten chirurgischen Eingriff, stellt die schwerste therapieresistente primäre Hyperhidrose der Hände und ggf. eine kombinierte Form aus Hyperhidrosis axillaris und manuum dar. Therapieresistent bedeutet, dass tatsächlich alle konservativen Therapieoptionen keinen Erfolg gezeigt haben. Dies ist umso wichtiger, als die ETS einen invasiven operativen Eingriff darstellt, der zu einer Zerstörung von Nervengewebe führt.

[!] **Merke!**
Eine ETS ist als Ultima Ratio der therapeutischen Möglichkeiten zu sehen. Die letzte Entscheidung, ob eine Operation durchgeführt wird, trifft der behandelnde Operateur gemeinsam mit seinem Patienten.

Wie wird die Operation der ETS genau durchgeführt?

Die Operationstechnik greift auf das erprobte Verfahren der Brusthöhlenspiegelung (Thorakoskopie) zurück. Hierbei werden dem Patienten in Vollnarkose, meist über kleine Hautschnitte an der seitlichen Brustwand unterhalb der Achsel, eine Kameraoptik und Instrumente in den Brustraum eingeführt. Durch Einleiten von Kohlendioxid in die Brusthöhle wird der Lungenflügel etwas zusammengedrückt, und der Operateur gewinnt eine gute Übersicht. Der sympathische Grenzstrang liegt, durch den transparenten Brustfellüberzug hindurchschimmernd, gut sichtbar an der Brusthöhlenrückwand. Je nach betroffener Körperregion wird der Grenzstrang bzw. die zu und von den Ganglien ziehenden Nerven unterbrochen oder ein Teil des Stranges vollständig entfernt. Alternativ kann ein den Grenzstrang einschnürender Metallclip eingesetzt werden. Am Ende der Operation wird das Kohlendioxid aus der Brusthöhle abgesaugt, wodurch sich die Lunge wieder entfaltet, und die Wunden werden fein vernäht oder geklebt. Die Prozedur muss in beiden Brusthöhlen durchgeführt werden, da der Grenzstrang getrennt jeweils nur eine Körperseite versorgt. Dies kann im Rahmen einer Narkose durch einen oder durch zwei separate Eingriffe erfolgen. In der Brusthöhle verbleibt auf beiden Seiten ein dünner Schlauch, der den Zweck hat, noch im Brustkorb verbliebene Luft nach außen abzuleiten. Diese Schläuche werden entweder noch am Tag der Operation oder am darauf folgenden Tag entfernt.

Wie sind die Ergebnisse dieser Operation?

Durch das Verfahren der ETS lässt sich die Hyperhidrose im Bereich der Hände mit bis zu 98 % Erfolgsrate behandeln (siehe Tab. 5). Die Daten für die Behandlung des isolierten Achselschwitzens sind hingegen schlechter und nicht einheitlich in der medizinischen Fachliteratur. Wie bei jedem operativen Verfahren kann der Erfolg niemals garantiert werden. So können unvorhergesehene Ereignisse oder Veränderungen nach Entzündungen und früheren Operationen die Operationsdurchführung vereiteln.

Tabelle 5: Patientenzufriedenheit zwei Jahre nach durchgeführter endoskopisch-transthorakaler Sympathektomie (ETS). Die höchste Zufriedenheit wird bei der Behandlung des schweren Handschwitzens erzielt.

Zufriedenheit	exzellent/gut[1]	gut/befriedigend[2]	befriedigend/schlecht[3]
Hände	86 % (153/178)	11 % (20/178)	4 % (8/178)
Achselhöhle	64 % (115/178)	31 % (56/178)	5 % (9/178)
Gesicht	60 % (107/178)	27 % (49/178)	13 % (23/178)
Füße	33 % (59/178)	18 % (32/178)	49 % (88/178)

1 Entspricht einer subjektiven Einschätzung der Schweißreduktion um 70–100 %
2 Entspricht einer subjektiven Einschätzung der Schweißreduktion um 50–70 %
3 Entspricht einer subjektiven Einschätzung der Schweißreduktion um 0–50 %

Ist die Reduktion der Hyperhidrose nach ETS dauerhaft?

Die Verminderung des Schwitzens ist in der Regel von Dauer und Folgeeingriffe sind nicht erforderlich.

Welches sind mögliche Komplikationen der ETS?

Eine relevante Menge verbliebener oder erneut in den Brustraum eingedrungener Luft (Pneumothorax) kann die Einlage eines Saugschlauches erforderlich machen (sog. Thoraxdrainage). Eine weitere schwerwiegende Komplikation ist das »Horner-Syndrom«, ein Symptomenkomplex aus Engstellung der Pupille, Hängen des Oberlids und ggf. Zurücktreten des Augapfels in der Augenhöhle durch Schädigung von Nerverfasern im Bereich des Ganglion stellatum, des untersten Halsganglions, welches mit dem ersten Brustganglion verschmolzen sein kann. Die Häufigkeit eines, wenngleich meist wenig ausgeprägten, Horner-Syndroms liegt bei etwa 0,5 % (Tab. 6).

Selbstverständlich gelten die allgemeinen Operationsrisiken auch für die ETS:

- Blutung
- Verletzung von Nachbarstrukturen
- Entzündung
- Heilstörung
- Thrombose
- Embolie
- im Bereich des Brustkorbes kann es in seltenen Fällen um die Hautschnitte herum zu Gefühlsstörungen oder Gefühlsmissempfindungen kommen

Tabelle 6: In der medizinischen Fachliteratur beschriebene Häufigkeiten von Komplikationen nach durchgeführter ETS (n = Patientenanzahl).

	Jahr	n	Horner	Wiederauftreten	Blutung	Pneumothorax
Schmidt	2006	178	0 %	–	0,6 %	1,7 %
Gossot	2003	382	0,7 %	–	3,1 %	1,8 %
Ueyama	2001	7017	0,3 %	–	0,4 %	0,5 %
Gossot	2001	940	0,4 %	–	2,7 %	1,3 %
Lin	2000	2200	0,1 %	1,2 %	0,1 %	0,5 %
Erak	1999	126	3,9 %	–	–	17,5 %
Zacherl	1998	630	3,8 %	–	–	3,5 %
Drott	1995	850	0,2 %	2,0 %	0,2 %	1,1 %
Herbst	1994	480	2,5 %	1,5 %	0,4 %	1,5 %
Hashmonai	1992	170	1,2 %	4,1 %	–	1,7 %
Gesamt		12973	0,56 %	0,56 %	0,55 %	0,99 %

Welche Nebenwirkungen sind darüber hinaus möglich?

Bei einigen Patienten tritt nach ETS ein vermehrtes Schwitzen an anderen Körperstellen z. B. am Rumpf auf (kompensatorisches Schwitzen). Gelegentlich besteht eine verstärkte Schweißneigung bei bestimmten Geruchs- und Geschmackswahrnehmungen (gustatorische Hyperhidrose). Diese Nebeneffekte werden oft als weniger gravierend als die Ausgangsbeschwerden empfunden, können aber auch sehr störend und extrem belastend für die Betroffenen sein. Leider kann Lokalisation und ggf. Ausmaß des kompensatorischen Schwitzens vor einer Operation nicht abgeschätzt oder bestimmt werden.

Was ist das kompensatorische Schwitzen genau und wie häufig ist es?

Unmittelbar nach der ETS können bis zu zwei Drittel aller Patienten ein mehr oder weniger ausgeprägtes, kompensatorisches Schwitzen an Bauch, Rücken oder Oberschenkeln bemerken. Dieses wird von einigen Autoren als »Umstellungssturm« des sympathischen Nervensystems verstanden. Innerhalb der nächsten Wochen geht dieses Schwitzen bei einem Teil der Patienten dann deutlich zurück. Erst wenn die Symptome länger als sechs Monate bestehen bleiben, wird von einem »richtigen« kompensatorischen Schwitzen gesprochen. Mehr als 90 % der betroffenen Patienten berichten allerdings, dass die Beschwerden durch das kompensatorische Schwitzen im Vergleich zu der behandelten Hyperhidrose deutlich schwächer ausgeprägt seien und sie nicht so einschränken würden.

[!] **Merke!**
Auch wenn diese Daten recht positiv sind, so gibt es Patienten, die auch sehr unter einer schweren kompensatorischen Hyperhidrose leiden und sich wünschen, die Operation wäre nicht durchgeführt worden. Patienten müssen vor einer ETS genau über dieses mögliche Risiko aufgeklärt werden.

Hat die Durchführung der Operation einen Einfluss auf das Risiko einer kompensatorischen Hyperhidrose?

Bei strenger Limitierung der Sympathektomie auf die Bereiche T2 bis T4 (zweites bis viertes Ganglion) kann ein Gesamtrisiko für die dauerhafte Ausbildung des kompensatorischen Schwitzens von 12–15 % nach zwei Jahren erwartet werden.

Wenn ich an der Hand nicht mehr schwitze, kann die Haut dann nicht ggf. zu trocken werden?

Im Bereich der behandelten Körperareale kann infolge der verminderten Schweißproduktion eine Pflege der Haut mit rückfettenden Substanzen erforderlich werden. Dies betrifft besonders die Hände.

Wenn bei der Operation ein Nervenstrang durchtrennt wird, kann es dann nicht sein, dass ich meine Arme nicht mehr bewegen oder spüren kann?

Nein. Da Gefühl und Bewegung über andere Nervenbahnen vermittelt werden, kommt es zu keinerlei Störung der Sensibilität oder der Muskelsteuerung.

Kann bei starkem Fußschwitzen eine Operation durchgeführt werden?

Grundsätzlich unterscheidet sich die Behandlung der unteren Körperhälfte nicht von der oberen. Die Ausschaltung des Sympathikus-Nervs ist aber aufgrund der menschlichen Anatomie dort sehr viel aufwendiger und komplizierter. Außerdem empfiehlt sich hier ein »zweizeitiges« Vorgehen: In einem ersten Schritt kann Versuchsweise durch eine gezielte Blockade des Sympathikus, z. B. mit einem langwirksamen örtlichen Betäubungsmittel, das im Rahmen einer Computertomographie (CT) eingespritzt wird, geprüft werden, ob sich eine Verbesserung des Fußschwitzens überhaupt erreichen lässt – nur wenn die Betäubung zu einer

Reduktion der Schweißsekretion führt, ist von der Operation ein positiver Effekt zu erwarten. Die Entscheidung zur Durchführung einer Sympathikusdurchtrennung der unteren Körperhälfte muss also absolut individuell getroffen werden. Leider gibt es hier nur wenig Erfahrungen, die Datenlage aus der medizinischen Literatur ist nur als sehr dürftig zu bezeichnen.

Seit meiner ETS zur Behandlung des Handschwitzens habe ich das Gefühl, auch am Fuß weniger zu schwitzen. Ist das möglich?

Einige Patienten, die eine ETS haben durchführen lassen, berichten auch über eine bis zu 50-prozentige Verminderung des Fußschwitzens. Warum das so ist, konnte bisher nicht abschließend geklärt werden.

Kann bei einer generalisierten Hyperhidrose eine ETS durchgeführt werden?

Eigentlich ist diese Form keine Indikation für eine ETS. Es mag besondere Ausnahmefälle geben, bei denen Arzt und Patient gemeinsam einen derartigen Therapieversuch unternehmen. Dies ist jedoch sehr selten. Die Patienten sollten jedoch nicht älter als 50 Jahre alt sein und nicht regelmäßig Medikamente zur Kreislaufregulation (z. B. Blutdrucksenker, Beta-Blocker, Alpha-Blocker, u. a.) einnehmen. Unter Inkaufnahme eines höheren Risikos für kompensatorisches Schwitzen kann individuell ein operatives Vorgehen besprochen werden. Hier empfiehlt sich dann meist auch eine zweizeitige Behandlung.

[!] **Merke!**
Bei dieser Form des Schwitzens ist eine ETS auf keinen Fall als Therapie der Wahl anzusehen.

Müssen vor einem Eingriff Voruntersuchungen durchgeführt werden?

Wie vor jedem operativen Eingriff, der in Vollnarkose stattfindet, ist die Narkosefähigkeit zu prüfen und sind aktuelle Laborwerte zu bestimmen.

Auch sollte eine höhergradige Lungenveränderung ausgeschlossen werden. Erforderlich sind daher in der Regel Blutbild, Blutgerinnung, EKG und eventuell ein Röntgenbild des Brustkorbs. Diese Untersuchungen können auch vorab vom Hausarzt durchgeführt werden.

Wie lange dauert der stationäre Aufenthalt?

Je nach Umfang noch erforderlicher Untersuchungen und Tests und in Abhängigkeit des Behandlungsverlaufs dauert der stationäre Aufenthalt in der Regel zwei Tage bis zu einer Woche.

Wie lange dauert die Arbeitsunfähigkeit und wie lange bestehen Beschwerden?

Die Dauer der Arbeitsunfähigkeit richtet sich nach dem Ausmaß der Beschwerden nach der Operation und nach den ausgeübten Tätigkeiten. Sie ist über den stationären Aufenthalt hinaus selten, allenfalls für wenige Tage gegeben. Die Beschwerden nach der Operation werden individuell unterschiedlich angegeben und sind am ehesten mit denen eines Muskelkaters vergleichbar. Sie können drei Wochen bestehen bleiben. Einzuschränken sind Über-Kopf-Arbeiten und Schlagsportarten wie z.B. Squash und Tennis.

8 Rechtliche Fragen und Kostenübernahmen

Wie bereits im Kapitel 3 beschrieben, gibt es relativ gute Kriterien, festzustellen, ob und wieweit Schwitzen eine Störung des Wohlbefindens ist oder ob es sich tatsächlich um eine Krankheit im Sinne der gesetzlichen Definitionen handelt.

Grundsätzlich gilt, dass eine Krankenkasse immer dann verpflichtet ist, die Kosten für eine Behandlung zu tragen, wenn es sich um eine Erkrankung handelt. Soweit schulmedizinische Behandlungen anerkannt sind, sind sie immer und ohne Ausnahme zuerst durchzuführen und erst dann, wenn sie ohne Erfolg geblieben sind, können andere Therapieversuche, sogenannte »Einzelheilversuche«, beantragt werden.

Gegenüberstellung der gesetzlichen und privaten Krankenversicherung

Grundsätzlich kann man sagen, dass es in Deutschland nach wie vor ein zweigeteiltes Versicherungssystem gibt: die gesetzlichen Krankenkassen (GKV) und die privaten Krankenversicherungen (PKV).

Es trifft in aller Regel zu, dass Ärzte ein etwas höheres Honorar durch die privaten Krankenversicherungen erhalten als durch die gesetzlichen. Dies ist jedoch nicht der einzige wichtige Unterschied, es gibt auch noch andere. Zum Beispiel kann sich der privat krankenversicherte Patient seinen Arzt selber aussuchen, was insbesondere dann Vorteile hat, wenn ein hoch spezialisierter Arzt gesucht wird, der zum Beispiel auf die Behandlung von Patienten mit einer Hyperhidrose spezialisiert ist. Außerdem legt die gesetzliche Krankenversicherung sehr genau festlegt, welche Leistungen ihre Versicherten in Anspruch nehmen dürfen und welche nicht.

Bei der privaten Krankenversicherung ist dies ähnlich, wobei ihr Abrechnungssystem die Abrechung von Einzelheilversuchen als sogenannte Analog-Abrechnungen allerdings sehr viel einfacher macht, als es im Versicherungssystem der gesetzlichen Krankenkassen möglich ist.

> **Fallbeispiel:**
>
> Ein gesetzlich versicherter Patient sucht ein Krankenhaus auf und möchte dort beraten und behandelt werden. Dies ist ohne Weiteres nicht möglich, da Krankenhausärzte in aller Regel keine Zulassung haben, an der Versorgung von GKV-Patienten teilzunehmen. Hiervon gibt es zwar Ausnahmen, diese beschränken sich jedoch häufig nur auf die Überweisung von Fachärzten. Sobald dann die Behandlung im Krankenhaus durchgeführt werden soll, ergibt sich das zweite Problem, dass gerade bei der Hyperhidrose bestimmte Leistungen (z. B. Schweißdrüsen-Saugkürettage) nicht im Katalog der gesetzlichen Krankenversicherung verankert sind, sodass fast immer ein Antrag an die gesetzliche Krankenversicherung geschrieben werden muss.

Wann bezahlt meine Krankenkasse für meine Hyperhidrose-Therapie?

Eine Hyperhidrose-Therapie wird immer dann bezahlt, wenn das Schwitzen als krankhaft eingestuft wird und nicht mit einfachen Mitteln zu beherrschen ist. Die einfachsten Schritte der Stufentherapie wurden in diesem Buch bereits beschrieben und unter dem Begriff Verhaltensmaßnahmen subsumiert. Bis hierhin wird der Patient eine Therapie selber bezahlen müssen. Wenn diese Therapien nicht ausreichen, wird häufig ärztlicher Rat in Anspruch genommen. Dieser ärztliche Rat ist für alle Versicherten ohne Ausnahme kostenfrei. Als Einschränkung gilt, dass privat krankenversicherte Patienten ihren Arzt frei wählen können und gesetzlich versicherte Patienten auf die niedergelassenen Vertragsärzte (sogenannte Kassenärzte) verwiesen werden. Die in Anspruch genommenen Ärzte entscheiden dann, ob Therapieversuche mit Medikamenten, physikalischen Maßnahmen oder sogar Operationen notwendig sind.

Wie sieht die Stufentherapie in der Praxis aus?

Die Stufenschemata werden in Kapitel 7 erörtert. Wichtig ist jedoch, dass die Krankenkassen, egal welcher Strukturform sie angehören, in aller

Regel zur Bedingung machen, dass zunächst die einfacheren Maßnahmen durchgeführt werden, bevor teurere und invasivere Maßnahmen zur Anwendung kommen. Die behandelnden Ärzte werden grundsätzlich die Therapieresistenz und Chronifizierung als auch die Schwere der Krankheit beurteilen müssen. Die Therapieresistenz ergibt sich aus der Anamnese, d.h. aus der Krankengeschichte des Patienten. Dann wird man eine langsame Steigerung der Therapieintensität, zum Beispiel beim Schwitzen der Hände, mittels Leitungswasser-Iontophorese, vornehmen müssen.

Erst dann, wenn all diese Maßnahmen fehlgeschlagen sind, wird man Botulinumtoxin (z.B. Botox®) im Rahmen eines Einzelheilversuches einsetzen.

Anmerkungen zur Therapie mit Botulinumtoxin

Hierbei ist wichtig festzuhalten, dass Botox® nur eine Zulassung für die Hyperhidrose in den Achselhöhlen hat. An den Händen handelt es sich also um einen sogenannten »Off Label Use«, d.h. der Einsatz des Medikamentes erfolgt ohne eine Zulassung für diesen Indikationsbereich. Man wird ihn also bei der Krankenkasse einzeln beantragen müssen, wobei die Strukturform hier erneut keine Rolle spielt. Hingegen besteht beim Schwitzen in der Achselhöhle eine Zulassung. Man wird in aller Regel aber gut daran tun, eine sehr kostenträchtige Therapie bei den Krankenkassen vorher anzumelden. Hier verlangen die Krankenkassen den Nachweis per Anamnese, dass andere Therapiemaßnahmen versagt haben und es sich um ein krankhaftes Schwitzen handelt. Als krankhaftes Schwitzen ist z.B. bei den Zulassungsstudien für Botox® eine abgesonderte Menge von 50 mg/min angesetzt worden,, die über den Gravimetrie-Test festgestellt wird (siehe Kapitel 3.4). Sollte ein Patient mehr als 50 mg/min unter den Achselhöhlen schwitzen und sind alle anderen einfachen Therapiemaßnahmen ohne Erfolg geblieben, steht ihm eine entsprechende Therapie zu. Hier bestehen jedoch weiterhin Probleme. Zum einen sind nicht alle Ärzte gleich geübt im Umgang mit dem entsprechenden Präparat. Das bedeutet, dass nur wenige Ärzte das Präparat sehr schnell und sehr sicher einsetzen können, da sie umfangreiche Erfahrung mit dem Präparat haben. Ärzte, die es seltener einsetzen, können dies zwar ebenfalls mit hoher Sicherheit tun, werden aber einen nicht unerheblichen Zeitaufwand hierfür betreiben müssen. Dieser wird, gerade bei den gesetzlich Krankenversicherten extrem schlecht honoriert. Hieraus resultiert eine bisweilen nicht ganz so große Bereitschaft, das Medikament Botox® einzusetzen. Ferner ist das Medikament sehr teuer. Aufgrund der limitierten Arzneimittelbudgets im Bereich der gesetzlichen Krankenversicherungen als auch der limitierten Budgets für ärztliche Behandlungen, tragen die behandelnden Ärzte das Budget-Risiko allein. Anders gesagt: Verschreiben sie mehreren Patienten in ihrer Praxis Botulinumtoxin, schöpfen sie das Budget des gesetzlichen Krankenversicherungssystems relativ schnell aus. Als Resultat wird das Medikament, obwohl sehr wirksam, nicht immer gern eingesetzt.

Minimal-invasive lokale Operationstechniken: Kostenübernahme ja oder nein?

Noch schwieriger wird die operative Behandlung. Das gesetzliche Krankenversicherungssystem sieht vor, dass Patienten dann, wenn sie ambulant behandelt werden können, auch ambulant behandelt werden sollen. Das bedeutet aber, dass sich für Patienten, die eine Schweißdrüsen-Saugkürettage in der Axilla bekommen sollen, erhebliche Probleme ergeben. Grund hierfür ist die Einschränkung, die der Leistungskatalog der gesetzlichen Krankenversicherung vorsieht. Hier können nur diejenigen Leistungen durch die Krankenkassen ambulant bezahlt werden, die explizit in diesem Leistungskatalog stehen. Die Schweißdrüsen-Saugkürettage steht nicht im Katalog, sodass die Bewilligung immer äußerst schwierig ist. Im Bewertungsmaßstab der gesetzlichen Krankenkassen gibt es die Leistung nicht und die gesetzlichen Krankenkassen wehren sich in aller Regel, nach der für privat versicherte Patienten geltenden Gebührenordnung für Ärzte (GOÄ) abzurechnen. Hier geht es aber eher um formale Probleme, die im Einzelfall von vielen Krankenkassen gelöst werden. Gleichfalls besteht für die Krankenkassen das Problem, Leistungen von Ärzten zu bezahlen, die nicht Kassenärzte sind (z. B. Krankenhausärzte). Hier muss immer ein Antrag bei der Krankenkasse gestellt werden. Dieser Antrag muss zwei Probleme lösen: Erstens die ambulante Behandlung eines gesetzlich versicherten Patienten mit einer Therapie, die nicht im Leistungskatalog steht, und zweitens dies bei einem Arzt, der nicht direkt Vertragsarzt (Kassenarzt) ist – sofern die Behandlung durch einen Krankenhausarzt durchgeführt werden soll.

Dies ist für viele gesetzliche Krankenversicherungen schwer darzustellen, sodass gern versucht wird, den Patienten stationär einweisen zu lassen. Dabei besteht aber dann das Problem, dass der Patient generell ambulant behandelt werden muss, wenn eine ambulante Behandlung möglich ist. Häufig ergibt sich hierdurch eine nahezu groteske Situation: Der Sachbearbeiter A der entsprechenden Krankenversicherung empfiehlt dem Patienten, sich stationär einweisen zu lassen, um die Behandlung z. B. mittels Schweißdrüsen-Saugkürettage durchführen zu lassen. Der Patient lässt sich dann ins Krankenhaus einweisen, wird dort im Glauben, dass die Krankenkasse ja die Kosten zugesagt hat, aufgenommen und behandelt. Sachbearbeiter B der gleichen Krankenkasse, der für die Abrechnung der stationären Leistung zuständig ist, verweigert dann die Bezahlung an das Krankenhaus mit der Begründung, die Behandlung hätte ja ambulant durchgeführt werden können und daher nicht stationär erfolgen dürfen. Die Folge ist, dass die Krankenhäuser in aller Regel Patienten für derartige Eingriffe nicht stationär aufnehmen. Gerade in diesen Fällen ist es dringend zu empfehlen, einen Einzelantrag an die Krankenkasse zu stellen, um im Vorfeld der Behandlung eine *schriftliche Kostenzusage* durch die Krankenkasse zu erhalten.

Gibt es auch eine Teilübernahme der Kosten?

Häufig ist es für die Patienten schon hilfreich, wenn nur Teile der Behandlung durch die Krankenkasse getragen werden. Eine Teilübernahme durch die Krankenkasse bedeutet, dass die Krankenkasse die Erkrankung anerkennt. Dies bedeutet nunmehr bezüglich der Abrechnungsmodalitäten in Deutschland, dass der Arzt keine Mehrwertsteuer, wie z. B. für Lifestyle-Leistungen berechnen wird. So wird zum Beispiel dann, wenn Botox® gegen Falten in der Stirn gespritzt wird, auf sämtliche Leistungen die Mehrwertsteuer aufgeschlagen. Wird Botox® wegen einer krankhaften Hyperhidrose gespritzt oder wird wegen einer krankhaften Hyperhidrose operiert, muss keine Mehrwertsteuer auf die Rechnung aufgeschlagen werden. Als Kriterium für den Aufschlag setzen die Finanzbehörden in Deutschland entweder das eindeutige Feststellen der Erkrankung oder die Kostenübernahme durch die Krankenkassen an. In dem Augenblick, wo eine Krankenkasse die Kosten übernimmt, gehen die Finanzbehörden davon aus, dass es sich tatsächlich entsprechend der gesetzlichen Vorgaben auch um eine Krankheit handelt. Die Kosten der Behandlung reduzieren sich dann um die 19 % Mehrwertsteuer. Es zeigt sich also, dass eine Verhandlung mit der Krankenkasse immer sehr sinnvoll ist.

Behandlungsvertrag und Kostenübernahme-Erklärung. Was muss ich hierzu wissen?

Über die Behandlung im Rahmen eines Einzelheilversuches oder als reine Privatleistung, sollte immer ein kurzer Behandlungsvertrag abgeschlossen werden. In diesem ist festzuhalten, welche Kosten entstehen werden, ob möglicherweise eine Krankenkasse eine Kostenzusage gegeben hat und wie die entsprechende Abrechnung erfolgen soll.

Diese Kostenübernahme-Erklärung erfolgt unabhängig von der Erklärung, die der Patient ohnehin erhalten muss. Die Erklärung umfasst die medizinischen Fragen, die Nebenwirkungen und den Ablauf der Behandlung.

> **Praktischer Tipp:**
>
> Es hat sich z. B. bewährt, die Krankenkassen bei der Kostenübernahme für eine Schweißdrüsen-Saugkürettage darauf aufmerksam zu machen, dass dem krankhaft schwitzenden Patient der Einsatz des Medikamentes Botox® zusteht. Hieraus erfolgen nicht unerhebliche Arzneimittelkosten wie auch Behandlungskosten für den Patienten. Setzt man hierfür im günstigsten Fall 750 € pro Jahr fest, hätte die Krankenkasse bei Übernahme der Schweißdrüsen-Saugkürettage schon im 2. Jahr die Kosten eingespart.
>
> Eine Schweißdrüsen-Saugkürettage führt meist zu einer dauerhaften Reduktion der Hyperhidrose, hingegen müssen die Botulinumtoxin-Behandlungen über Jahre weitergeführt werden. Mit dieser Argumentation sind in vielen Fällen Kulanzentscheidungen der Krankenkasse herbeizuführen. Dies gelingt jedoch leider nicht in allen Fällen. Eine gewisse Hartnäckigkeit des Versicherten bei der Krankenversicherung ist trotz allem empfehlenswert.

Übernimmt die Krankenkasse die entstehenden Kosten einer endoskopisch transthorakalen Symopathektomie (ETS)?

Diese Entscheidung obliegt selbstverständlich der jeweiligen Krankenkasse. Bisher wurde die Behandlung jedoch in fast allen Fällen durch die Krankenkassen und Beihilfestellen übernommen. Da die Erkrankung und deren Behandlung mittels ETS oft wenig bekannt sind, empfehlen wir unseren Patienten, vor einer geplanten Operation die entsprechenden Sachbearbeiter zu informieren und sich die Kostenübernahme zusichern zu lassen.

Praktischer Tipp:

Für die Bearbeitung können die hier relevanten Verschlüsselungs-Codes hilfreich sein:

- Fokale Hyperhidrose: ICD 9: 780.8/ICD 10: R61.0
- Thorakoskopie: ICPM 1−691.0
- ETS: ICPM 5−043.1

Nützliche Adressen

Ansprechpartner im medizinischen Bereich

Klinik für Dermatologie und Allergologie
Klinikum der Ruhr-Universität Bochum
St. Josef Hospital
Gudrunstr. 56
44791 Bochum
Tel.: +49 (0)234 50 93 411
Fax: +49 (0)234 50 93 409
Internet: www.klinikum-bochum.de/www_josef/index.shtml
E-Mail: Bochum@derma.de

Abteilung für Chirurgie
Lutherhaus Essen
Akademisches Lehrkrankenhaus der Universität Witten-Herdecke
Hellweg 100
45276 Essen
Tel.: +49 (0)201 80 50
Fax: +49 (0)201 50 35 88
Internet: www.lutherhaus-essen.de
E-Mail: info@lutherhaus.de

Deutsche Dermatologische Gesellschaft (DDG)
Robert-Koch-Platz 7
10115 Berlin
Tel.: +49 (0)2151 44 97 038
Fax: 030/24 62 53 29
Internet: www.derma.de
E-Mail: fg@derma.de

Nützliche Adressen

Berufsverband der Deutschen Dermatologen e.V. (BVDD)
Deutsche Dermatologische Akademie (DDA)
Robert-Koch-Platz 7
10 115 Berlin
Tel.: +49 (0)30 24 62 53 53
Fax: +49 (0)30 24 62 53 33
Internet: www.uptoderm.de
E-Mail: a.bueno@bvdd-berlin.de

Wichtige Internetadressen

http://www.uni-duesseldorf.de/AWMF/ll/013-059.htm;
(Aktuelle Leitlinien der Deutschen Dermatologischen Gesellschaft (DDG) zur Definition und Therapie der primären Hyperhidrose)

www.hyperhidrosisonline.com
(Informationen zu verschiedenen Formen der Hyperhidrose und den entsprechenden Therapieverfahren)

Glossar

Acetylcholin Wichtiger Neurotransmitter für die Erregungsübertragung zwischen Nerv und Muskel, bei hintereinander geschalteten Nervenzellen im vegetativen Nervensystem sowie zwischen Nerv und Schweißdrüse.

Adipositas Synonym für Fettleibigkeit, Fettsucht. Vereinfacht gesagt handelt es sich um starkes Übergewicht.

Akrozyanose Blau-rote Verfärbung der Körperenden. Wahrscheinlich durch eine Störung der Mikrozirkulation verursacht.

Aluminiumsalze Wirksamer Inhaltsstoff in Antitranspirantien, der zu einem Verschluss der Ausführungsgänge der Schweißdrüsen führt.

Anamnese Im Gespräch mit dem Arzt ermittelte Krankengeschichte des Patienten.

Anhidrose Vollständiges Fehlen der Schweißabsonderung.

Anticholinergika Substanzen, welche die Wirkung von Acetylcholin unterdrücken und somit die Kommunikation zwischen Nervenzellen beeinflussen.

Antikörper Eiweiße des Immunsystems, die eine entscheidende Abwehrfunktion besitzen.

Antimikrobielle Peptide Eiweiße die der unspezifischen Immunabwehr dienen und an der Haut eine besondere Rolle spielen.

Antitranspirantien Substanzen, welche durch Verschluss des Schweißdrüsenausführungsganges die Schweißsekretion reduzieren. Häufig dienen Aluminiumsalze als Wirkstoff.

Atopisches Ekzem Zum Formenkreis der atopischen Erkrankungen gehörende chronische bzw. chronisch rezidivierende entzündliche Hauterkrankung, die mit unterschiedlich starkem Juckreiz einhergeht.

Autogenes Training Spezielle Entspannungstechnik um Stress und psychosomatische Störungen zu behandeln.

Glossar

Autonomes Nervensystem Das zum peripheren Nervensystem gehörende autonome Nervensystem regelt vor allem nicht-willentlich beeinflussbare Vorgänge wie Herzschlag, Atmung und Blutdruck.

Bluthirnschranke Barriere zwischen dem zentralen Nervensystem und dem Blutkreislauf zum Schutz des Gehirns.

Botulinumtoxin Potentes Gift des Bakteriums Clostridium botulinum, welches die Ausschüttung von Acetylcholin blockiert.

Botulismus Lebensbedrohliche Vergiftung durch Botulinumtoxin.

Bromhidrose Synonym für Geruchsschwitzen, Osmidrose. Erkrankung, die durch übel riechenden Schweiß charakterisiert ist.

Candida albicans Weltweit vorkommender Hefepilz, der bevorzugt in feucht-warmen Körperregionen anzutreffen ist und dort zu Hautinfektionen führen kann.

Chromhidrose Synonym für Farbschwitzen. Sehr seltenes Krankheitsbild welches durch einen farbigen Schweiß (gelblich, bräunlich, schwarz) charakterisiert ist.

Computertomographie (CT) Schnittbildgebendes Verfahren der Radiologie.

Corynebacterium minutissimum Bakterieller Erreger des Erythrasma.

Corynebacterium tenuis Bakterieller Erreger der Trichobacteriosis palmellina.

Dermatology Quality Life Index (DQLI) Standardisierter Fragebogen zu Ermittlung der Lebensqualität von Patienten mit dermatologischen Krankheitsbildern (z. B. Akne, Schuppenflechte, Hyperhidrose).

Dermcidin Antimikrobielles Peptid welches über ekkrine Schweißdrüsen abgesondert wird, sich mit dem Schweiß über die Haut verteilt und eine Bedeutung bei der Immunabwehr der Haut besitzt.

Dermis Synonym für Korium, Lederhaut. Bezeichnet eine Schicht der Haut, die zwischen der Oberhaut (Epidermis) und der Unterhaut (Subkutis) liegt.

Dornwarze Verruca vulgaris im Bereich der Fußsohle, die durch die Druckbelastung in die Tiefe wächst und schmerzhaft sein kann.

Drüsenendstück Der produzierende Bereich der Schweißdrüse. Vereinfacht dargestellt handelt es sich um die Produktionsstätte des Schweißes. Zur Ausleitung des Schweißes schließt sich an das Drüsenendstück der Ausführungsgang an.

Elektrokardiogramm (EKG) Messung der elektrischen Aktivität des Herzmuskels.

Embolie Teilweiser oder vollständiger Verschluss eines Blutgefäßes durch mit dem Blut eingeschwemmtes Material.

Endoskopisch transthorakale Sympathektomie (ETS) Operative Durchtrennung von einzelnen Ganglien des sympathischen Nervensystems im Rahmen eines endoskopischen Engriffs. Alternativ kann statt einer Durchtrennung auch eine Unterbindung des Nervenstrangs erfolgen. Ultima ratio bei bestimmten Formen der fokalen Hyperhidrose.

Ephedrin Oral einzunehmende Substanz die stimulierend auf den Sympathikus wirkt. Es wirkt blutdrucksteigernd, herzstimulierend, bronchienerweiternd und appetithemmend. Möglicher Auslöser einer Hyperhidrose.

Epidermis Synonym für Oberhaut. Bezeichnet die oberste Schicht der Haut, die über der Lederhaut (Dermis) und der Unterhaut (Subkutis) liegt.

Erosion Umschriebener, oberflächlich lokalisierter Epitheldefekt mit narbenloser Abheilung.

Erythem Umschriebener, unterschiedlicher großer, roter, wegdrückbarer Fleck. »Wegdrückbar« bedeutet, dass die Rötung bei Ausübung von Druck verschwindet.

Erythrasma Oberflächliche Infektion durch das Corynebacterium minutissimum, vor allem im Bereich der Achseln und Leisten auftretend.

Familienanamnese Für ein Krankheitsbild wichtige Informationen über die Verwandten eines Patienten.

Fett-Burner Nahrungsergänzungsmittel, die einen verstärkten Fettabbau bewirken sollen. Entbehren jeglicher wissenschaftlicher Grundlage.

Formatio reticularis Komplexes, diffuses Neuronennetzwerk im Bereich des Hirnstamms.

Frey-Syndrom Synonym für Aurikulotemporales Syndrom. Eine Form der gustatorischen Hyperhidrose mit meist vor dem Ohr und in der Jochbeingegend auftretendem fokalen Schwitzen nach Aufnahme bestimmter Speisen.

Ganglion Nervenzellknoten, welcher von einer Art Kapsel umgeben wird.

GKV Gesetzliche Krankenversicherung.

Glandula parotis Bezeichnung für die Ohrspeicheldrüse.

GOÄ Gebührenordnung für Ärzte.

Gravimetrie Quantitatives Nachweisverfahren zur Bestimmung der pro Zeiteinheit abgegebenen Schweißmenge, meist in mg pro Minute angegeben.

Glossar

Guarana Aus der Region des Amazonas stammende Lianenart, welche Koffein enthält. Ihre stimulierenden Eigenschaften ähneln denen von Kaffee. Möglicher Auslöser einer Hyperhidrose.

Hämhidrose Rot gefärbter Schweiß durch Beimischung von Blut, sehr selten vorkommend.

Hirnstamm Teilbereich des Gehirns welcher das Mittelhirn, die sog. Brücke und das verlängerte Rückenmark umfasst.

Histologie Die Wissenschaft von den biologischen Geweben (griechisch: histos = Gewebe, logos = Lehre). Der Histologe untersucht Gewebeproben und beurteilt diese am Mikroskop.

Homöopathie Weit verbreitete alternativmedizinische Methode (Gründung durch Samuel Hahnemann um 1800). Grundsatz der Methode ist das Ähnlichkeitsprinzip: »Ähnliches werde durch Ähnliches geheilt.«

Horner-Syndrom Angeborene oder erworbene Läsion des Ganglion stellatum. Klinisch zeigt sich ein Symptomkomplex mit Enophthalmus (Zurücksinken des Augapfels), Ptosis (schmale Lidspalte), Miosis (kleine Pupille). Mögliche Komplikation einer ETS.

Hyperhidrose Krankhaftes Schwitzen, welches über das physiologisch notwendige Maß hinaus erhöht ist.

Hyperhidrose, axilläre Krankhaftes Schwitzen im Bereich der Achseln.

Hyperhidrose, faciale Krankhaftes Schwitzen im Gesichtsbereich. Teilweise wird auch die Nackenregion dazu gezählt.

Hyperhidrose, fokale An bestimmten Körperarealen auftretendes krankhaftes Schwitzen. Meist handelt es sich um primäre Formen der Hyperhidrose.

Hyperhidrose, generalisierte Bezeichnung für krankhaftes Schwitzen, welches nicht auf bestimmte Stellen beschränkt ist, sondern am gesamten Köroper auftreten kann.

Hyperhidrose, gustatorische Krankhaftes Schwitzen in bestimmten Hautarealen, v. a. des Kopf-Hals-Bereiches, insbesondere durch Reize beim Kauen, Abbeißen, Schmecken.

Hyperhidrose, kompensatorische Vermehrtes Schwitzen an Körperstellen, die vor einer Therapie nicht oder nur gering geschwitzt haben. Es wird häufig nach ETS beobachtet mit Lokalisation vor allem im Rumpfbereich, an den Oberschenkeln und am Gesäß. Teilweise ist durch diese Form des Schwitzens die Lebensqualität schwerstens beeinträchtigt.

Hyperhidrosis manuum Krankhaftes Schwitzen des Handbereichs.

Hyperhidrosis pedum Krankhaftes Schwitzen des Fußbereichs.

Hyperhidrose, primäre Krankhaftes Schwitzen, dem keine ursächliche Erkrankung zu Grunde liegt. Auch idiopathische Hyperhidrose genannt.

Hyperhidrose, sekundäre Durch eine zu Grunde liegende Erkrankung ausgelöstes krankhaftes Schwitzen (z. B. Infektionskrankheiten, neurologische Erkrankungen).

Hyperpigmentierung Physiologische oder pathologische Braunverfärbung der Haut oder Schleimhaut infolge Vermehrung eines endogenen oder exogenen Pigments.

Hypothalamus Der Hypothalamus ist das wohl wichtigste Steuerzentrum des vegetativen Nervensystems und liegt im Zwischenhirn des menschlichen Gehirns.

Indirekter Jod-Stärke-Test Synonym für den Indirekten Test nach Minor. Beim indirekten Jod-Stärke-Test wird bereits mit Jod imprägniertes Papier verwendet. Das Schwitzareal zeigt sich nach Anpressen des Spezial-Papiers also auf dem Papier und nicht wie beim normalen Jod-Stärke-Test auf der Haut des Patienten.

Iontophorese Etablierte physikalische Therapie der Hyperhidrosis manuum und pedum, bei der die schwitzenden Bereiche in mit Leitungswasser gefüllte Schalen gelegt werden. Durch das Wasser fließt ein leichter Gleichstrom. Studien konnten die Effektivität dieses Verfahrens im Hand- und Fußbereich nachweisen.

Jod-Stärke-Test Synonym für den Minor-Test. Quantitativer Nachweis der hyperhidrotischen Areale durch eine farbliche Markierung. Das schwitzende Areal wird mit einer Jod-Lösung bestrichen und mit Stärkepuder bestreut. Das hyperhidrotische Areal zeigt im Anschluss daran eine blau-violette Färbung.

Keratoma sulcatum Grübchenförmige Hornhautdefekte an den belasteten Bereichen der Fußsohlen, welche vor allem durch Corynebakterien ausgelöst werden.

Kneipp-Bäder Ein Bestandteil der Kneipp-Medizin bestehend aus Kneipp-Güssen und Wassertreten.

Kohlendioxid Farb- und geruchloses Gas, welches bei endoskopischen Eingriffen eingesetzt wird, um Platz und Übersicht zu schaffen.

Kürettage Bei der Behandlung der Hyperhidrose ist mit der Kürettage ein »Abschaben« der Schweißdrüsen im Rahmen einer lokalen Operation gemeint.

Lambert-Eaton-Syndrom Autoimmunerkrankung bei welcher die Überleitung von Nervensignalen auf die Muskulatur gestört ist. Kontraindikation für eine Therapie mit Botulinumtoxin.

Glossar

Leitungsanästhesie Synonym für Leitungsblockade. Gezielte Ausschaltung bestimmter Nerven durch Umspritzung mit Lokalanästhetika. Die Leitungsanästhesie dient dazu, das von dem betroffenen Nerven versorgte Gebiet während eines operativen Eingriffs schmerzfrei zu halten. Eine Leitungsanästhesie der Hand kann vor einer Therapie mit Botulinumtoxin sinnvoll sein.

Magistrale Rezeptur Vom Arzt ausgestelltes Rezept für speziell auf den Patienten zugeschnittene und angefertigte Arzneien.

MAO-Hemmer Abkürzung für Monoaminooxidase-Hemmer. Einsatz als Antidepressivum mit vor allem antriebssteigernder Wirkung. Provokation einer Hyperhidrose durch die Substanzen ist möglich.

Mazeration In der Medizin wird der Ausdruck für die Aufweichung eines Gewebes, welche bei längerem Kontakt bzw. bei der Durchtränkung mit einer Flüssigkeit entsteht, verwendet. Häufig finden sich Mazerationen bei einer Hyperhidrosis pedum in den Zehenzwischenräumen und können eine Eintrittspforte für Erreger sein.

Mikrozirkulation Durchblutung der kleinsten Gefäße (Mikrogefäße).

Minor-Test Siehe auch Jod-Stärke-Test.

Myasthenia gravis Autoimmunerkrankung bei der ein Acetylcholin-Rezeptor blockiert wird und somit die Erregungsleitung zum Muskel gestört ist. Kontraindikation für eine Therapie mit Botulinumtoxin.

Mykose Durch einen Pilz hervorgerufenen Infektionskrankheit.

Nekrose Bezeichnung für einen krankhaften Untergang von einer oder mehreren Zellen am lebenden Organismus.

Neurodermitis Siehe atopisches Ekzem.

Neuron Bezeichnung für eine Nervenzelle.

Neurotransmitter Biochemischer Stoff, welcher Informationen von einer Nervenzelle zur anderen überträgt oder von einer Nervenzelle auf ein anschließendes Organ (z. B. Acetylcholin).

Nordarenalin Neurotransmitter des sympathischen Nervensystems und Hormon des Nebennierenmarkes, welches zur Aktivierung des Sympathikus führt. Verwandtschaft zum Adrenalin.

Osmidrose Siehe Bromhidrose.

Parasympathikus Bestandteil des vegetativen Nervensystems. Gegenspieler des Sympathikus. Der auch als »Ruhenerv« bezeichnete Parasympathikus dient dem

Stoffwechsel, der Regeneration und dem Aufbau körpereigener Reserven. Er sorgt für Ruhe, Erholung und Schonung.

Parkinsonkrankheit Synonym für Morbus Parkinson. Langsam fortschreitende neurologische Erkrankung, die vor allem mit Muskelstarre (Rigor), Muskelzittern (Tremor) und verlangsamten Bewegungen (Bradykinese) einhergeht.

Phenylketonurie Angeborene Stoffwechselstörung bei der die Betroffenen eine bestimmte Aminosäure (Phenylalanin) nicht abbauen können. Typisch für die Erkrankung ist bei phenylalaninhaltiger Nahrung der charakteristische Geruch des Urins nach Mäusekot.

PKV Private Krankenversicherung.

Polysacharid-Aluminium-Propf Wirkung bei Antitranpirantien mit Aluminiumsalzen. Aluminiumsalze und Hornzellen bilden zusammen einen Propf, der die Schweißdrüsenausführungsgänge wie ein Korken verschließt.

Pseudo-Chromhidrose Verfärbung der Achselhaut und ggf. darüber liegender Kleidung durch Bestandteile von Antiperspirantien oder durch bakterielle Besiedlung der Haut. Im Gegensatz zur Chromhidrose ist der eigentliche Schweiß nicht farbig.

Psychopharmaka Arzneimittel die auf die Psyche des Menschen symptomatisch einwirken und vorwiegend der Behandlung psychischer Störungen und neurologischer Krankheiten dienen.

Rucksack-Verband Spezieller Verband zur Schonung des Schultergelenks.

Schweißdrüse, apokrine Form der Schweißdrüse, die auch manchmal als Duftdrüse bezeichnet wird und beim Menschen nur an bestimmten Körperregionen vorkommt (Achselhöhle, Brustwarze, Genital- und Perianalgegend) und deren Ausführungsgang in den Haarfollikel mündet.

Schweißdrüse, ekkrine Bis auf wenige Ausnahmen an allen Körperstellen des Menschen vorhandener Drüsentyp, welcher für die Thermoregulation verantwortlich ist und deren Ausführungsgang direkt an die Hautoberfläche mündet.

Schweißdrüsenabszess Akute bakterielle Infektion der Schweißdrüsen.

Schweißdrüsenausführungsgang Ausleitender Anteil der Schweißdrüse, durch den der Schweiß an die Hautoberfläche (ekkrine Schweißdrüse) oder zum Haarfollikel (apokrine Schweißdrüse) abgeleitet wird.

Schweißdrüsen-Saugkürettage Operatives Verfahren bei schwerer, therapieresistenter, axillärer Hyperhidrose. Hierbei werden durch spezielle Operationsinstrumente Schweißdrüsen abgeschabt und im Anschluss abgesaugt.

Glossar

Sedativa Synonym für ein Beruhigungsmittel.

Soziophobie Die dauerhafte Angst vor sozialen Begegnungen mit anderen Menschen und vor der Bewertung der eigenen Person durch andere.

SSRI Synonym für Serotonin-Wiederaufnahmehemmer. Sie gehören zu den Antidepressiva, die am Serotonin-Transporter ihre Wirkung entfalten und dabei die Serotonin-Konzentration in der Gewebeflüssigkeit des Gehirns erhöhen.

Stanger-Bad Synonym für Hydroelektrisches Vollbad. Der Patient sitzt in einer mit Wasser gefüllten Badewanne und wird von konstantem Gleichstrom durchflutet. Möglicher Therapieversuch bei generalisierter Hyperhidrose. Sehr aufwendiges Verfahren.

Staphylokokken Bakterien aus der Gruppe der Kokken, die häufig Auslöser von Hautinfektionen sind.

Stufen-Therapie Therapieprinzip, bei welchem mit der am wenigsten invasiven Methode begonnen und erst beim Versagen auf die nächste Therapiestufe zurückgegriffen wird.

Sympathikus Teil des vegetativen Nervensystems. Gegenspieler des Parasympathikus. Der als »Fluchtnerv« bezeichnete Sympathikus bewirkt insgesamt eine Leistungssteigerung des Organismus, versetzt den Körper in hohe Leistungsbereitschaft und bereitet ihn auf außergewöhnliche Anstrengungen vor.

Synaptischer Spalt Spaltraum über welchen der Informationsaustausch zwischen Nervenzellen oder zwischen Nervenzelle und nachgeordnetem Organ erfolgt. Die Übertragung im Spalt erfolgt durch Neurotransmitter.

Syndet Synthetische waschaktive Substanzen.

Thermoregulation Regulationsvorgänge der Körpertemperatur.

Thorakoskopie Endoskopische Brusthöhlenspiegelung.

Tranquilizer Gruppe von Psychopharmaka, die angstlösend und entspannend wirken.

Trichobacteriosis palmellina Besiedelung der Achselhaare mit koryniformen Bakterien.

Trichophyton rubrum Häufigster Auslöser des Fußpilzes.

Tumeszenz-Lokalanästhesie Spezielle Methode der örtlichen Betäubung, bei der stark verdünnte Lokalanästhesie-Lösung benutzt wird, um größere Areale betäuben zu können.

Ultima Ratio Bezeichnung für den letzten Lösungsweg oder das letzte Mittel.

Ulzeration Gewebsdefekt der Haut unterschiedlicher Ursache. Der Defekt ist so tief, dass die Abheilung stets unter Ausbildung einer Narbe erfolgt.

Vasokatives intestinales Polypeptid (VIP) Neurotransmitter in den Neuronen des zentralen Nervensystems und in parasympathischen Nervenfasern.

Vegetatives Nervensystem Siehe autonomes Nervensystem.

Verruca vulgaris Synonym für vulgäre Warze. Gutartige Hautwucherung die durch eine virale Besiedlung ausgelöst wird.

Yoga Indische philosophische Lehre, die verschiedene geistige und körperliche Übungen beinhaltet. Häufig benutztes Verfahren zur Stressreduktion.

Literaturverzeichnis

Altmeyer P (1998) Therapielexikon Dermatologie und Allergologie. Berlin: Springer.
Bechara FG (2005) Hyperhidrosis: Plädoyer für eine stadiengerechte Therapie. DERMA forum 1:2.
Bechara FG, Gambichler T, Sand M, Altmeyer P, Hoffmann K (2007) Assessment of quality of life in patients with axillary hyperhidrosis before and after suction-curettage. J Am Acad Dermatol 57:207–212.
Bechara FG, Sand M, Sand D, Altmeyer P, Hoffmann K (2007). Skin cooling during botulinum toxin A injections in patients with focal axillary hyperhidrosis: A prospective, randomised controlled study. Ann Plast Surg 58:299–302.
Bechara FG, Sand M, Sand D, Hoffmann K, Altmeyer P (2007) Suction-curettage as a surgical treatment of focal axillary hyperhidrosis: Recommendation for an aggressive approach. Plast Reconstr Surg 119:1390–1391.
Bechara FG, Sand M, Tomi NS, Altmeyer P, Hoffmann K (2007) Repeat liposuction-curettage is safe and effective. Br J Dermatol 157:739–743.
Bechara FG, Tomi NS, Boorboor P, Sand M, Altmeyer P, Hoffmann K (2007) Liposuction-curettage for axillary hyperhidrosis: Enhancing success rates and quantifying its efficacy. Dermatology215: 268–269.
Böni R (2002) Generalized hyperhidrosis and its systemic treatment. Curr Probl Dermatol 30:44–47.
Drott C, Göthberg G, Claes G (1995) Endoscopic transthoracic sympathectomy: an efficient and safe method for the treatment of hyperhidrosis. J Am Acad Dermatol 33:78–81.
Erak S, Sieunarine K, Goodman M, Lawrence-Brown M, Bell R, Chandraratna H, Prendergast F (1999) Endoscopic thoracic sympathectomy for primary palmar hyperhidrosis: intermediate term results. Aust N Z J Surg 69:60–64.
Esen AM, Barutcu I, Karaca S, Kaya D, Kulac M, Esen O, Karakaya O, Melek M, Onrat E, Cleik A, Kilit C (2005) Peripheral vascular endothelial function in essential hyperhidrosis. Circ J 69:707–710.
Field LM (2003) Botox for a lifetime or tumescent axillary liposuction and curettage once. Dermatol Surg 29:793–794.
Gossot D, Galetta D, Pascal A, Debrosse D, Caliandro R, Girard P, Stern JB, Grunenwald D (2003). Long-term results of endoscopic thoracic sympathectomy for upper limb hyperhidrosis. Ann Thorac Surg 75:1075–1079.

Gossot D, Kabiri H, Caliandro R, Debrosse D, Girard P, Grunenwald D (2001) Early complications of thoracic endoscopic sympathectomy: a prospective study of 940 procedures. Ann Thorac Surg 71:1116–1119.

Hamm H, Naumann MK, Kowalski JW, Kutt S, Kozma C, Teale C (2006) Primary focal hyperhidrosis: Disease characteristics and functional impairment. Dermatology 212:343–353.

Hashmonai M, Kopelman D, Kein O, Schein M (1992) Upper thoracic sympathectomy for primary palmar hyperhidrosis: long-term follow-up. Br J Surg 79:268–271.

Heckmann M, Ceballos-Baumann AO, Plewig G (2001) Botulinum toxin A for axillary hyperhidrosis (excessive sweating). N Engl J Med 344:488–493.

Heckmann M, Rzany B (2002) Botulinumtoxin in der Dermatologie. Grundlagen und praktische Anwendung. München: Urban & Vogel.

Herbst F, Plas EG, Függer R, Fritsch A (1994) Endoscopic thoracic sympathectomy for primary hyperhidrosis of the upper limbs. A critical analysis and long-term results of 480 operations. Ann Surg 220:86–90.

Higashimoto I, Yoshiura K, Hirakawa N, Higashimoto K, Soejima H, Totoki T, Mukai T, Niikawa N (2006) Primary palmar hyperhidrosis locus maps to 14q11.2-q13. Am J Med Genet A 140:567–572.

Hölzle E (2001) Leitungswasser-Iontophorese. In: Korting HC, Callies R, Reusch M, Schlaeger E, Schöpf E, Sterry W (Hrsg.) Dermatologische Qualitätssicherung. Leitlinien und Empfehlungen. München: Zuckschwerdt. S. 308–314.

Hölzle E, Alberti N (1987) Long-term efficacy and side effects of tap water iontophoresis of palmoplantar hyperhidrosis – the usefulness of home therapy. Dermatologica 175:126–135.

Hornberger J, Grimes K, Naumann M, Glaser DA, Lowe NJ, Naver H, Ahn S, Stolman LP (2004) Multi-Specialty Working Group on the Recognition, Diagnosis, and Treatment of Primary Focal Hyperhidrosis. Recognition, diagnosis, and treatment of primary focal hyperhidrosis. J Am Acad Dermatol 51:274–286.

Hund M, Sinkgraven R, Rzany B (2004) Randomisierte, plazebokontrollierte Doppelblindstudie zur Wirksamkeitsbewertung und Sicherheit von Methantheliniumbromide (Vagantin) zur Behandlung der fokalen Hyperhidrose. J Dtsch Dermatol Ges 2:343–349.

Izadi S, Choudhary A, Newman W (2006) Mydriasis and accommodative failure from exposure to topical glycopyrrolate used in hyperhidrosis. J Neuroophthalmol 26:232–233.

Kaudewitz P (1999) Struktur und Funktion der Haut: Ekkrine und apokrine Schweißdrüsen. In: Wolff H, Plewig G (Hrsg). Fortschritte der praktischen Dermatologie und Venerolgie. Berlin: Springer. S. 53–59.

Konig CW, Schott UG, Pereira PL, Trubenbach J, Schneider W, Claussen CD, Duda SH (2002) MR-guided lumbar sympathicolysis. Eur Radiol 12:1388–1393.

Literaturverzeichnis

Lee D, Cho SH, Kim YC, Park JH, Lee SS, Park SW (2006) Tumescent liposuction with dermal curettage for treatment of axillary osmidrosis and hyperhidrosis. Dermatol Surg 32:505–511.

Lin TS, Fang HY (2000) Transthoracic endoscopic sympathectomy for craniofacial hyperhidrosis: analysis of 46 cases. J Laparoendosc Adv Surg Tech A 10:243–247.

Lonsdale-Eccles A, Leonard N, Lawrence C (2002) Axillary hyperhidrosis: eccrine or apocrine? Clin Exp Dermatol 28:2–7.

Minor V (1929) Ein neues Verfahren zu der klinischen Untersuchung der Schweißabsonderung. Dtsch Z Nervenheilk 101:302–308.

Naumann M, Lowe NJ, Kumar CR, Hamm H (2003) Botulinum toxin type A is a safe and effective treatment for axillary hyperhidrosis over 16 months: A prospective study. Arch Dermatol 139:731–736.

Rote Liste 2007. Arzneimittelverzeichnis für Deutschland (2007), hrsg. v. Rote Liste® Service GmbH, Bundesverband der pharmazeutischen Industrie e.V. (BPI) u.a. Frankfurt/Main: Verlag Rote Liste.

Salfeld K (1978) Operative Behandlung der Hyperhidrosis axillaris. Ther Gegenwart 117:183–201.

Sato K, Kang WH, Saga K (1989) Biology of sweat glands and their disorders. II. Disorders of sweat gland function. J Am Acad Dermatol 20:713–726.

Schmidt J, Bechara FG, Altmeyer P, Zirngibl H (2006) Endoscopic thoracic sympathectomy for severe hyperhidrosis: Impact of restrictive denervation on compensatory sweating. Ann Thorac Surg 81:1048–1055.

Shenaq SM, Spira M (1987) Treatment of bilateral axillary hyperhidrosis by suction-assisted lipolysis technique. Ann Plast Surg 19:548–551.

Ueyama T, Matsumoto Y, Abe Y, Yuge O, Iwai T (2001) Endoscopic thoracic sympathecotomy in Japan. Ann Chir Gynaecol 90:200–202.

Wörle B, Heckmann M, Rapprich S (2007) Leitlinien der Deutschen Dermatologischen Gesellschaft. Definition und Therapie der primären Hyperhidrose (http://www.derma.de/fileadmin/derma/pdfs/ll_hyperhidrose_2007_03_27.pdf).

Zacherl J, Huber ER, Imhof M, Plas EG, Herbst F, Függer R (1998) Long-term results of 630 thoracoscopic sympathecotomies for primary hyperhidrosis: the Vienna experience. Eur J Surg Suppl. 580:43–46.

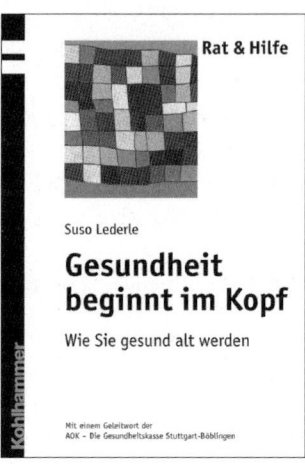

Suso Lederle

Gesundheit beginnt im Kopf
Wie Sie gesund alt werden

2007. 116 Seiten. Kart.
€ 15,-
ISBN 978-3-17-019739-8
Rat & Hilfe

Wer sorgt sich nicht um seine Gesundheit? Wer seine individuellen Risikofaktoren kennt und wer weiß, wie man gesundheitsschädigende Einflüsse vermeidet, lebt länger und bleibt im Alter gesünder. Das Buch möchte zu guten Vorsätzen verleiten und die Einsicht in eine gesunde Lebensweise wecken. Denn: Vorbeugen ist besser als heilen.

„Dieser Ratgeber liefert konzentrierte, sehr gut lesbare und für den medizinischen Laien leicht verständliche und wichtige Informationen für die Erhaltung der Gesundheit und das Verständnis aller wesentlichen Volkserkrankungen."

Professor Dr. med. Monika Kellerer, Ärztliche Direktorin des Zentrums für Innere Medizin I, Marienhospital, Stuttgart

W. Kohlhammer GmbH · 70549 Stuttgart
Tel. 0711/7863 - 7280 · Fax 0711/7863 - 8430